Zoll

Die Verbindung zwischen Akupunktur und der modernen bioenergetischen Medizin

Die Verbindung zwischen Akupunktur und der modernen bioenergetischen Medizin

Von Stuart J. Zoll

Aus dem Englischen von Florian Kern

Mit einem Vorwort von Dr. Helmut Schimmel

Mit 59 Abbildungen und 7 Tabellen

HAUG

Karl F. Haug Verlag · Heidelberg

Die Deutsche Bibliothek – CIP-Einheitsaufnahme

Zoll, Stuart J.:
Die Verbindung zwischen Akupunktur und der modernen bioenergetischen Medizin / von Stuart J. Zoll. Übers. von Florian Kern. Mit einem Vorw. von Helmut Schimmel. – Heidelberg: Haug, 1992
Einheitssacht.: The bridge between acupuncture and modern bioenergetic medicine «dt.»
ISBN 3-7760-1243-9

Titel-Nr. 2243 · ISBN 3-7760-1243-5

Gesamtherstellung: Progressdruck GmbH, 6720 Speyer

Inhalt

Anhang

Danksagungen

Mit besonderer Dankbarkeit erinnere ich mich an Dr. *Tin Yao So,* den „Vater der amerikanischen Akupunktur". Er war mein erster Akupunkturprofessor im Jahre 1975. Er lehrte mich mehr über das Leben, als er jemals wissen wird, und ohne ihn würde ich heute nicht praktizieren.

Ich möchte meinem Freund und Professor Dr. *Ted Kaptchuk,* Gelehrter der östlichen Medizin und Autor mehrerer Bücher in diesem Bereich, meine Anerkennung aussprechen. Ich hielt und halte immer noch an jedem Wort fest, das er sprach. Ted ist weitgehend verantwortlich für mein Verständnis der traditionellen chinesischen Medizin. Sein Wissen ist von großem Einfluß in diesem Buch.

Ich möchte auch *Clark Manning* meine Wertschätzung aussprechen. Er lieh mir sein Dermatron in den frühen Stadien dieses Vorhabens. Ebenso Dr. *Michael Coburn* von der „Occidental Research Foundation" für seine Geduld und Einfühlsamkeit. Er lehrte mich die Störungskontrolle und vieles mehr. Und Dr. *Seneca Andersen,* der mir selbstlos seine Zeit und einen Sachverstand zur Verfügung stellte, wenn es am notwendigsten war.

Ich möchte ebenso Dr. *Julian Kenyon,* Autor mehrerer wichtiger Bücher über moderne Akupunktur und BER-Medizin, danken. Er ermöglichte es mir weiterzulernen. Ich bewundere seinen Einsatz für die Förderung der modernen BER-Medizin. Speziellen Dank an Frau *Brigitte Haas,* Direktorin der medizinischen Abteilung bei VEGA, für ihre Mithilfe.

Ebenfalls möchte ich Herrn Professor *Günter Heim* von der Universität Heidelberg danken. Sein Verständnis der Chakras und der Pathologie emotionaler Blockaden eröffnete mir neue Perspektiven. Besonderen Dank auch an *Hiroshi Motoyama,* Autor und einer der führenden Parapsychologen der Welt. Seine Ergebnisse bei der Erforschung der Chakras sind in diesen Text eingeflochten. Und besonderen Dank auch meinem lieben Freund *Geoff Darcy* für die Jahre seiner Freundschaft und die Erforschung der acht Extra-Meridiane.

Ich möchte Herrn *Manfred Kern* dafür danken, daß er mir die Möglichkeit gab, mein Buch zu veröffentlichen, und für die Herstellung der Meridiankomplexe (Kern Pharma), die so vielen meiner Patienten geholfen haben.

Besonderen Dank auch *Valerie* und *John Hudson* vom “Hudson Secreterial Service” für ihre Geduld und ihr Durchhaltevermögen beim Erstellen des Textes für mein Buch in Nordamerika.

Ich muß ferner meinem Freund und Kollegen Dr. *Michael Galitzer* meinen Dank aussprechen. Er steht für die Möglichkeiten aller Mediziner, die Interesse an moderner BER-Medizin haben.

Ich möchte meinem Freund Dr. *Roy Martina,* Arzt, Autor und Lehrer auf dem Gebiet der modernen Homöopathie und BER-Medizin, dafür danken, daß er den Traum in Nordamerika am Leben erhalten hat. In allen Gesprächen mit Roy Martina war ich von seiner außerordentlichen Weisheit beeindruckt.

Er gab meinem Studium der VEGAtest-Methode, ihrer Ausübung und Lehre ein klares Gedankengerüst. Roy mit seinen Patienten zu beobachten, ist wahrhaft eine erleuchtende Erfahrung. Er läßt andere teilhaben an seinem Wissen und Vertrauen und hat mir gezeigt, daß es keine Grenzen und Mauern gibt, und Möglichkeiten, von denen ich noch nicht einmal geträumt hatte.

Ich möchte meinem besten Freund und Kollegen *Gus Ferrera* meine Anerkennung aussprechen. Seine selbstlose Bereitschaft zu teilen rührt mich immer wieder. Über die Jahre habe ich viel von ihm gelernt. Ebenso meinem Freund Dr. *Peter Schröder* aus Holland, einer Autorität in geopathischen Erscheinungen.

Meine größte Zuneigung möchte ich meiner Frau *Sophia* und meinem Sohn *Milan* aussprechen, für ihre Liebe, Verständnis und Stärke, mit der sie mir bei der Vollendung dieses Buches zur Seite standen.

Am meisten von allen bin ich aber Dr. *Helmut Schimmel,* dem „Vater des VEGAtest-Systems” zu Dank verpflichtet, aus Gründen, die dem Leser offensichtlich sein werden. Seine Entschlossenheit, mir seine Zeit und sein Wissen zur Verfügung zu stellen, bewegte mich, und dadurch wurde aus meinem Manuskript ein Buch.

Er verwirklichte meinen Traum, und dieses Buch wäre ohne seine kluge, großzügige und scharfsinnige Beratung nicht möglich gewesen. Dieses Buch ist Dr. Schimmel mit großer Bewunderung gewidmet.

Ich schätze Dr. Schimmel als den „Vater der VEGAtest-Methode”; am meisten aber als die Person, die er ist. Entdeckungen werden von Menschen gemacht, nicht bloß von Gehirnen. So sind sie lebendig und voller Individualität [1].

Ich danke Dir, daß Du mein Freund, Lehrer und Kollege bist! Du bist ein leuchtender Stern über einem dunklen Horizont!

Stuart J. Zoll

Vorwort des Autors

Als ich 1981 bei Dr. *Reinhardt Voll* erstmals die Elektroakupunktur-Diagnose erlernte, fiel es mir schwer, die Verbindung zwischen der traditionellen chinesischen Medizin und der Elektroakupunktur nach Voll zu verstehen. Über sechs Jahre lang hatte ich die chinesische Medizin studiert und praktiziert, als ich dem Vollschen System begegnete, und ich konnte die beiden medizinischen Anschauungen in Gedanken nicht miteinander verbinden. Ich habe die Krankheiten zugrundeliegenden Ursachen über 14 Jahre lang erforscht und dabei die traditionelle chinesische Medizin als Modell verwendet. Dabei ist klar geworden, daß die fundamentale Philosophie der altertümlichen chinesischen Akupunktur die der Elektroakupunktur-Diagnose, so zum Beispiel der VEGAtest-Methode, zugrundeliegenden Beziehungen erklärt.

Die stärkste Betonung in meinem Buch liegt auf Dr. Schimmels **Kausalketten**. Auch habe ich drei weitere Kausalketten entdeckt, die vom Herzen, dem Konzeptionsgefäß und dem Gouverneur-Meridian ausgehen, welche in diesem Buch beschrieben sind.

Die Kausalketten zeigen am beispielhaftesten auf, was altertümliche chinesische Ärzte vor über dreitausend Jahren schon sagten. Sie wußten, daß Symptome nicht isoliert existieren, sondern nur Teile eines Gefüges von Ursachen und Wirkungen sind, die gewöhnlich von einem am meisten gestörten Organ ausgehen.

Darüberhinaus habe ich über die Jahre beobachtet, daß Meridiankomplexe und spezielle Meridiankomplex-Kombinationen, welche von der Kern Pharma GmbH in Deutschland entwickelt wurden, die traditionelle chinesische Akupunktur erleichtern, indem sie einen starken Einfluß auf das Meridian-Chi, die zwölf Haupt-Meridiane, Extra-Meridiane und sogar auf die Energietransformationszentren, die Chakras, ausüben.

Als ich dieses Buch etwa zur Hälfte geschrieben hatte, stellte ich fest, daß es nicht genügt, allein die Theorie und die Prinzipien der Kausalketten zu erklären. Ich mußte versuchen, jedem Organ, das der Quelle der Kausalkette zugehört, eine Dimension, eine Persönlichkeit und ein eigenes Bewußtsein zu geben. Dies gelang mit Hilfe von Zitaten aus altertümlichen medizinischen Texten, dem Nie-Ching, dem klassischen Lehrbuch der inneren Medizin des Gelben Kaisers, welches etwa vor 5000 Jahren geschrieben wurde, und dem Nan-Ching, dem Klassiker der schwierigen Probleme, welches während des ersten Jahrhunderts n. Chr. zusammengestellt wurde. Zusätzlich haben Kommentare aus den Werken zeitgenössischer Gelehrter der östlichen Medizin in weiten Teilen zur Erfüllung dieser Aufgabe beigetragen.

Als Akupunkteur und VEGAtest-Spezialist habe ich versucht, eine Brücke zwischen der traditionellen chinesischen Medizin und der modernen BER-Medizin zu schlagen. Ich sollte hier bemerken, daß es zuweilen sehr schwierig war, die Vorstellungen der traditionellen chinesischen Medizin in einfacher und verständlicher Sprache darzustellen. Dieses Buch ist nicht als eine umfassende Darstellung der Theorie der chinesischen Medizin gedacht, sondern soll den Leser vielmehr zu einer Reise einladen, zur Erforschung der wichtigen Philosophien und Auffassungen der chinesischen Medizin und ihrem Denken, damit der Leser besser in der Lage ist, die moderne BER-Medizin zu verstehen. Es ist mein aufrichtiger Wunsch, unter Ärzten, Akupunkteuren und allen heilkundlich Tätigen, die daran interessiert sind, das Verständnis dieser außerordentlich erfolgreichen Methode zu vertiefen, so daß sie wirklich zur Medizin der Zukunft werden kann. Ich spüre deutlich, daß dies nur noch eine Frage der Zeit ist.

Vorwort von Dr. Helmut Schimmel

Dies ist die erste Veröffentlichung über die Kausalketten von jemandem der diese Phänomene durch die Augen der klassischen chinesischen Akupunktur sieht. Ich bin überzeugt, daß dies zu einem besseren gegenseitigen Verständnis zwischen östlicher energetischer Medizin und westlicher BER-Medizin beitragen wird. Kausalketten basieren zum größten Teil auf Meridianenergie und werden insbesondere jenen orthodoxen Ärzten helfen, welche Interesse am Verständnis von Symptomen haben, welche mit moderner Anatomie, Physiologie und Biochemie nicht erklärt werden können. Ich habe die Kausalketten während fünfzehn Jahren harter Arbeit und methodischer Beobachtung mit dem VEGAtest-System erarbeitet.

Das gleiche gilt für die grundlegenden pathogenetischen Muster, welche in der Originalfassung dieses Buches erstmalig in englischer Sprache veröffentlicht wurden. Diese pathogenetischen Muster sollten mit den dicken Ästen eines Baumes verglichen werden, die Kausalketten mit den dünneren.

Die meisten Kausalketten stammen von den fünf pathogenetischen Mustern ab. Daher ist es nur logisch, daß die Kausalketten erst verstanden werden können, wenn die pathogenetischen Muster verstanden worden sind.

Aus diesem Blickwinkel erscheint die Entstehung chronischer Krankheiten recht einfach. Man könnte weitergehen und sagen, daß die Entstehung chronischer Krankheit hauptsächlich von einem der Krankheitsentstehungsmuster herrührt, welches der individuellen Konstitution, Disposition und Umweltfaktoren entsprechend zu einer oder mehreren Kausalketten führt, welche wiederum zu zahlreichen Symptomen und Syndromen in der orthodoxen Medizin führen. Es ist nur eine Frage der Auffassung der Wissenschaft. Von diesem Standpunkt aus gesehen, erlaubt die Kenntnis der Krankheitsentstehungsmuster frühe vorbeugende Therapie. Die Endstadien dieser Syndrome mögen aufregende wissenschaftliche Namen haben, aber sie sind gewöhnlich schwierig und teuer in der Behandlung.

Ich glaube, daß das ganze Problem auf der Seite der beruflichen Ausbildung und des Gespürs des Arztes liegt. Ein orthodoxer Mediziner mit Ausbildung in klassischer Akupunktur hat die ideale Ausbildung, um Krankheitsentstehung im Ganzen erkennen zu können.

Es ist mein Wunsch, daß in Zukunft Kausalketten als Denkmodell dienen werden und kein ausgiebiges Testen erforderlich machen werden, weil sie Teil physio-energetischer Gesetze sind.

Wenn dies erst einmal Teil des alltäglichen medizinischen Denkens geworden ist, wird vielen erkrankten Menschen leichter geholfen werden können.

Bühl/Baden, April 1991 — Dr. *Helmut Schimmel*

Der gelbe Kaiser fragte:

„Ich habe gehört, die Menschen im Altertum konnten hundert Jahre alt werden und noch immer die gleichen sein wie in jungen Jahren. Aber heute läßt unsere Spannkraft nach, wenn wir fünfzig Jahre alt sind. Woher kommt das? Liegt es an der Zeit, oder haben die Menschen etwas verloren?"

Der Arzt Chi-Po antwortete:

„Die Menschen in alter Zeit kannten den rechten Weg, das Tao, und die Gesetze von Yin und Yang und vermochten die Harmonie der Zahlen zu erreichen.

Sie konnten ihre Eßgewohnheiten kontrollieren. Sie kannten die Gesetze des Lebens, des Wachens und Sitzens. Sie überarbeiteten sich nicht. Aus diesem Grunde waren sie ausgeglichen in Seele und Körper und konnten hundert Jahre leben. Aber heute sind die Menschen nicht mehr so, sie trinken zu viel Alkohol und denken an Sex, und nach dem Trinken gehen sie ins Bett und verlieren ihr Jing entsprechend ihrem sexuellen Appetit. Im gleichen Augenblick, in dem sie ihr Jing verlieren, zerstreuen und verlieren sie die Wahrheit. Sie wissen nicht, wie man den Körper gesund hält. Sie wissen nicht, wie sie ihre Gedanken kontrollieren können und sie können ihr Verlangen nicht beherrschen. Sie widerstreben der lebendigen Freude, dem Tao".

(aus „Su Wen", Kapitel Eins)

Dem 21. Jahrhundert entgegen

Indem wir in das 21. Jahrhundert eintreten, werden wir mit Krankheiten konfrontiert, welche sich die Ärzte des chinesischen Altertums noch nicht hätten ausdenken können. Wir verwenden wissenschaftliche Technologie, um neue Impfungen, Medikamente und Behandlungsmethoden für AIDS, Krebs und degenerative Krankheiten zu erforschen.

Nichtsdestoweniger sind wir ständig giftigen Abfallprodukten in unserem Wasser, unserer Nahrung und unserer Umgebung ausgesetzt. Der Mensch zahlt sicherlich den Preis für ein Leben auf des Messers Schneide in einer sogenannten modernen Gesellschaft. Herkömmliche diagnostische Methoden zeigen häufig nicht die Dynamik einer Krankheit auf oder verfolgen ihre Entwicklung. Eher isolieren sie einen Teil der Krankheit und geben diesem einen Namen. Zweifellos sind chirurgische Verfahren, hochtechnisierte Medizin und klinisch-chemische Labortests sehr ausgefeilt und spielen eine wichtige Rolle in der heutigen Medizin. Dennoch arbeitet die konventionelle Medizin mit geringem Verständnis von Krankheit in präklinischem, funktionell-energetischem oder latentem Stadium.

Dies ist aus meiner Sicht ein großes Hindernis, insbesondere, da Ärzte heute mehr leisten müssen als nur Notfallmedizin. Dies wird gut veranschaulicht, wenn man die Untersuchungsmethoden der modernen Medizin betrachtet, welche Röntgentechnologie und zahlreiche bildgebende Verfahren verwendet, um den Körper zu betrachten.

Diese Verfahren vermögen Strukturen innerhalb des Körper in bemerkenswerter Detailliertheit darzustellen, insbesondere durch die Verwendung der kürzlich entwickelten Kernspintomographie.

Unglücklicherweise ist die bloße Betrachtung der Struktur, wie genau sie auch sein mag, nur von begrenztem Wert. Sie gibt uns keine Information über die Funktion [1].

Eine neue Generation von Ärzten tritt in Erscheinung, welche einzigartige Methoden in Diagnose und Behandlung erforscht, um der Herausforderung weltweiter Krankheiten zu begegnen.

Die Ärzte (und heilkundlich Tätigen) führen die Prinzipien der traditionellen chinesischen Medizin, der modernen komplexen Homöopathie und der modernen bioenergetischen Medizin zusammen.

Dieser Ansatz bedeutet einen riesigen Schritt nach vorne, was die Behandlung der Menschen betrifft, deren Symptome durch konventionelle diagnostische Verfahren nicht erklärt werden können.

Traditionelle chinesische Akupunktur und moderne BER-Medizin treffen aufeinander

Die moderne BER-Medizin basiert auf dem engen Kommunikationsgesetz, welches zwischen den Organen und den Akupunktur-Meridianen auf einer energetischen Ebene besteht. Die Bahnen, welche Meridiane genannt werden, sind symmetrisch über den Körper verteilt. Sie gleichen Straßenkarten, welche es ermöglichen, Akupunkturpunkte zu lokalisieren. Sie werden als Leitungsbahnen für den Fluß von Blut und Chi aufgefaßt, welche nach innen mit den Hohlorganen und nach außen mit der Haut und den Sinnesorganen verbunden sind. Es gibt zwölf Haupt-Meridiane, welche den zwölf Hauptorganen entsprechen. Es gibt weitere acht Extra-Meridiane (als „Kollateralen" bekannt) und ein Netzwerk von kleineren Meridianen. Diese Bahnen fügen sich so zusammen, daß der Endpunkt einer Bahn den Anfangspunkt einer anderen darstellt. Auf diese Weise verbinden Akupunktur-Meridiane alle Teile des menschlichen Körpers. Schwäche oder Krankheit in einem Gebiet sollen andere Gebiete des Körpers über Unterbrechungen entlang dem System von Bahnen und Kollateralen beeinflussen. [2]. Aus meiner Erfahrung mit der traditionellen chinesischen Akupunktur und der modernen bioenergetischen Medizin ist es offensichtlich, daß die Meridiankomplexe (Kern Pharma) die traditionelle chinesische Akupunktur erleichternd unterstützten, insbesondere, wenn man die speziellen Meridian-Komplex-Kombinationen verwendet, welche die Chakras beeinflussen und somit den Körper von Toxinen befreien.

Die Meridiankomplexe und ihre Wirkung

Die Meridiankomplexe sind Kombinationen homöopathischer Heilmittel, zusammengestellt aus den Königreichen der Mineralien, Pflanzen und Tiere [3]. Die Meridiankomplexe wirken auf die physioenergetische Aktivität des Chi. Chi ist ein schwer zu übersetzendes Wort. Es bedeutet soviel wie Neigung oder Bewegung, etwas im Range von Energie. Es gibt zwei Hauptbetrachtungsweisen des Chi: Auf der einen Seite wird Chi als Materie ohne Form angesehen. Wenn diese Materie erkrankt ist, entstehen bestimmte Symptome. Chi wird auch als der funktionelle und aktive Teil des Körpers betrachtet [4]. Die Meridiankomplexe harmonisieren, regulieren und gleichen die Aktivität des Meridian-Chi aus. Dadurch haben sie tiefgreifende Wirkung auf die Energiezustände innerer Organe, verschiedener anderer Teile des Körpers und selbst auf das emotionale Wohlbefinden des Patienten. Darüberhinaus verstärken die Meridiankomplexe die Wirkung anderer Medikamente, indem sie als Katalysatoren fungieren. Mit der VEGAtest-Methode als der höchst entwickelten Form der BER-Technologie ist es möglich, die maximal belasteten Organe, betroffene Meridiane und Chakra-Störungen, welche die Krankheiten des Patienten verursachen, genau zu beurteilen.

Die chinesische Medizin betrachtet die Erkrankung des Patienten anhand von Zeichen und Symptomen, welche die Dynamik der Krankheit enthüllen. Ein spezifisches „Muster von Disharmonie ist gewöhnlich die den Symptomen des Patienten zugrundeliegende Ursache. Am Beispiel eines Patienten, der die folgenden Symptome entwickelt: Kältegefühl in den Extremitäten, lumbale Schmerzen, Müdigkeit und Impotenz, eine blasse Gesichtsfarbe, eine nasse und häufig weiß belegte Zunge und einen langsamen, tiefen, schwachen oder kaum spürbaren Puls. Er paßt zu einem bestimmten Typus von Disharmonie, der in der traditionellen chinesischen Medizin als mangelndes Nieren-Yang bezeichnet wird. Die Akupunkturbehandlung zielt auf die Behandlung der Ursache des Problems, die Nieren zu unterstützen und das Yang wieder herzustellen.

Die Kausalketten und ihre Bedeutung

Dr. Schimmels Kausalketten sind für die moderne BER-Medizin, was die Disharmonie für die traditionelle chinesische Medizin ist. Diese Kausalketten zeigen, daß verschiedene Krankheiten durch ein einzelnes schwer gestörtes Organ ausgelöst werden können. Daher ist eine ursachenbekämpfende Therapie möglich, wenn das maximal belastete Organ behandelt wird [5].

Die Kausalketten basieren auf dem Meridian-Chi. Sie beeinflussen alle physischen und psychischen Reaktionen auf eine Krankheit. Die Kausalketten werden durch Erscheinungen erklärt, welche zwischen den inneren Organen und den Akupunktur-Meridianen bestehen. Zusätzlich sind die inneren Organe, die zwölf Haupt-Meridiane, acht Extra-Meridiane und die Chakras, welche übergeordnete Energiekontrollzentren der Akupunktur-Meridiane sind [6], wie ein Ring, ohne Anfang und Ende. Sie entleeren sich ineinander und erzeugen somit einen zusammenhängenden Fluß von Energie. Daraus folgt, daß nicht nur fast alle chronischen Krankheiten in ihrem präklinischen, funktionellen Stadium erfaßt werden können, sondern auch der Ausbreitung einer Krankheit im Körper vorgebeugt werden kann. Ich glaube, daß die Kausalketten als Denkmodell dienen [7].

Sie sind Kopien, die das Krankheitsmuster veranschaulichen. Wenn einmal die Quelle einer Kausalkette aufgedeckt ist, besteht weniger Notwendigkeit für umfangreiches Testen, und die Verwendung aller homöopathischen Mittel ist einfacher geworden. Die meisten Kausalketten gehen von einem maximal belasteten Organ im Bauch- oder Beckenraum aus. Daher werden viele, wenn nicht alle Symptome des Patienten sich im Behandlungsprozeß auflösen, wenn das maximal belastete Organ mit Meridiankomplexen (Kern Pharma), speziellen Kombinationen von diesen und komplexen homöopathischen Drainagemitteln behandelt wird.

Das computerisierte Segmentelektrogramm (Compseg)

Ich glaube, daß das computerisierte Segmentelektrogramm in der Zukunft einen Standart in der medizinischen Diagnostik bedeuten wird, dank Dr. Schimmel, dem Vater des VEGAtest-Systems. Obgleich das „Compseg" (computerisiertes Segmentelektrogramm) kein klinischer Diagnoseapparat ist, ermöglicht es dem Praktiker, Krankheit im präklinischen Stadium zu diagnostizieren, bevor morphologischer Schaden aufgetreten ist. Es wurde konstruiert, um die gesamte energetische Situation des Körpers zu registrieren, seine Reserven und Möglichkeiten in wünschenswerter Weise zu reagieren [8]. Es ermöglicht zum ersten Mal eine vollständig objektive Methode, um den klinischen Verlauf unter einer Therapie aufzuzeichnen, welche einen energetischen Grundansatz als zugrundeliegendes Konzept hat, wie zum Beispiel Akupunktur und Homöopathie [9]. Das Compseg bringt uns der Diagnose nahe, indem es genau den Körperquadranten aufzeigt, in welchem die Störung liegt. Die Erfahrung hat gezeigt: Wenn die höchsten kombinierten Faktoren in einem bestimmten Körperquadranten angezeigt werden, wird dies normalerweise durch einen der folgenden Faktoren verursacht:

1. einen Störungsherd,
2. toxische Assimilation im Mesenchym,
3. emotionale oder psychologische Störungen,
4. und/oder ein maximal belastetes Organ.

Bedeutende Zeichen in den Quadranten:

Abdomen rechts:	80 % = Leber, intrahepatische Gallengänge
Abdomen links:	80 % = Pankreas
Becken links und rechts:	80 % = Dysbiose, Darm
Thorax links:	95 % = Zwerchfell; 80 % = Herz/Pankreas
Thorax rechts:	95 % = Zwerchfell
Kopf:	90 % = Irritationen der Schleimhäute, Störungen der Sinus und der Blutzirkulation [10].

Beim Auswählen der maximal effektiven Medizin müssen Sie die Therapie auf das eigentliche Problem im Körper ausrichten. Zum Beispiel kann das eigentliche Problem durch eine chronische Dysbiose des Dickdarmes verursacht sein, wenn ein Patient sich mit Beschwerden wegen allergischer Rhinitis vorstellt. Wenn sie das Compseg verwenden, halten Sie Ausschau nach den höchsten kombinierten Faktoren, welche gewöhnlich im Abdomen oder Becken zu finden sind. Dies ist immer ein Zeichen des eigentlichen Problems, und kann durch die VEGAtest-Methode bestätigt werden.

Ich bin überzeugt, daß die bedeutenden Zeichen in den Quadranten relevant sind und wenig VEGAtesten notwendig ist, wenn man die Kausalketten studiert, welche durch die Compseg-Analyse nahegelegt werden.

Die VEGAtest-Methode

Der Autor hat die Krankheiten zugrundeliegenden Ursachen fünfzehn Jahre lang mittels Akupunktur studiert und sich fünf Jahre lang mit dem VEGAtest-System befaßt. Es ist deutlich geworden, daß in 90 % der Fälle der von mir mit dem Compseg untersuchten Patienten die höchsten kombinierten Faktoren mit folgenden identisch sind:

Arsenicum album D60:	eigentliches Organproblem und Quelle der Kausalkette, oder:
Phosphorus D32:	am meisten geschädigtes Organ, oder:
Zincum metallicum D60:	maximal belastetes Organ, oder:
Causticum D400:	dominanter Störherd (nicht üblich, aber möglich).

Ein Organ kann durch vielfache Störungen affiziert werden. Ein Organ kann alle Störungen vereinen; mit anderen Worten, Zincum metallicum D60 kann häufig identisch sein mit Arsenicum album D60 und Phosphorus D32 und Causticum D400. Wie auch immer, andere Kombinationen sind möglich (Dr. Schimmel) [11]. Durch das VEGAtest-Verfahren wird Therapie einfach und direkt. In den meisten Fällen teste ich nur Zincum metallicum D60 und gebe einen Meridiankomplex (Kern Pharma) und ein homöopathisches Drainagemittel für die betroffenen Organe. Ich setze die Meridiankomplexe (Kern Pharma) und die Drainagemittel zusammen mit Plumbum D800 in die Testwabe. Wenn der I.-D.-Zeiger auf den vorgegebenen Normalwert zurückgeht, sind die ausgewählten Heilmittel für die Therapie auf allen drei Ebenen am besten geeignet. Dann tausche ich Plumbum D800 gegen Hypothalamus D800 (Körper, Geist und Seele = alle drei Ebenen). Wenn der Anzeiger wieder zum vorgegebenen Normalwert zurückgeht, werden die gewählten Mittel dem Patienten emotional und psychisch von Nutzen sein. Falls der I.-D.-Zeiger nicht zum vorgegebenen Normalwert zurückgeht, muß ein weiteres Mittel hinzugenommen werden, gewöhnlich eine „Bach-Blüte". Testen Sie immer die Wirksamkeit und Verträglichkeit und filtern Sie die Heilmittel über den Biologischen Score, um diesen zu vermindern.

Die Bedeutung der primären Störherde

Dr. Roy Martinas ausgiebige Forschung im Hinblick auf die Bedeutung der dominanten und primären Herdstörungen fügt dem Verständnis der Kausalketten noch eine weitere Dimension hinzu. Ich bin überzeugt, daß Dr. Martina eine bemerkenswerte Entdeckung gemacht hat, die allen BER-Testern nützen wird: In der VEGAtest-Methode ist das Erstellen von Kausalketten der Schlüssel zum Erfolg.

Was bedeutet es aber, wenn ein gegebenes Organ oder ein Ort im Gewebe der dominante Störherd ist? Zeigt dies den Beginn der Kausalkette an? Den primären Verursacher?

Die Antwort ist: „Nein!"

Dominant in Beziehung zu den Störherden bedeutet, es setzt sich mit den wichtigsten Belastungen auseinander, welche entweder toxisch, humoral, neurovegetativ oder bioenergetisch sind.

Welches Organ setzt die Regulationsfähigkeit des Körpers den größten Belastungen aus?

Welches Organ entzieht dem „Energie-Kompensationssystem" des Körpers am meisten Energie?

In 75 - 80 % der Patienten wird dies die dysbiotische Darmflora sein. Deshalb wird man eine vermehrt durchlässige Darmschleimhaut finden, mit erhöhter Absorption von Antigenen und Hefen und eine Verminderung der Aufnahme essentieller Nährstoffe. Dies ist eine chronische Störung des Systems, welche Lymphe, Leber, Nieren und Lunge überlastet. Eine wichtige Frage für die Therapie ist folgende:

Wird dieser dominante Störherd von einem weniger dominanten gesteuert?

Mit anderen Worten: Gibt es einen primären Auslöser für die Schwächung der Immunabwehr im Darm? Jetzt ist es wichtig, eine Kausalkette zu erstellen und ihren Anfangspunkt zu finden. Um dies zu tun, müssen wir erst die anderen wichtigen Herde finden. Was wir in mehr als 50 % der Fälle finden werden ist, daß die Zähne der primäre Störherd sind. Andere Befunde können Hepatitis, mit Fremdmaterial blockierte Gallengänge, gestörte Leber, Sinus, Tonsillen, Appendix und Niere sein. Wann immer wir einen Primärherd finden, muß dies in unser Therapieprotokoll eingeschlossen werden.

Der Gebrauch der drei Causticum-Filter

– Causticum D400 für den dominanten Herd
– Causticum D200 für den nächst wichtigen Herd
– Causticum D60 für allgemeine Information über Herde

Diese Filter bestimmen nur die Hierarchie bezüglich der Belastung, die diese Herde für den Körper bedeuten. Dies hat nichts mit dem Erstellen von Kausalketten zu tun! Der Primärherd kann sehr wohl unter Causticum D60 aufgefunden werden, was dann nur zeigt, daß er selbst keinen so bedeutenden Effekt auf den Körper hat. Der Effekt eines Herdes auf den Körper kann sehr spezifisch sein, und es bestehen bestimmte Anziehungen zwischen Herden und Zielorganen. Die Leber belastet stets die Nieren, aber auch Lunge und Pankreas. Das Pankreas hat Wirkung auf die Milz, Nieren, Prostata, Dickdarm und Nebenhöhlen. Wenn der Primärherd festgestellt wurde, muß der Grund der Störung gefunden werden. Er kann toxisch, bakteriell, viral, allergisch, auto-immun, emotional, parasitisch, eine Pilzinfektion oder anderer Art sein. [12].

Wie man den primären Störherd lokalisiert

Erinnern Sie sich, daß der Primärherd den dominanten Herd hervorruft und, um den Erfolg der Therapie zu sichern, behandelt werden muß. Zunächst identifizieren Sie den dominanten Fokus. Dies wird durch Filtern der Causticum D400-Ampullen über die betroffenen Organe erreicht. Dysbiose der Darmflora erklärt 75 - 80 % der dominanten Herde der meisten Patienten. Als nächstes bestimmen Sie die bedeutenden weiteren Störherde, indem Sie die Causticum D200-Ampulle über die üblichen Herde zweiter Ordnung filtern. Zum Beispiel: die Nebenhöhlen, die Zähne, Nieren, Prostata, Ovarien und Appendix. Es kann mehrere Herde zweiter Ordnung geben. Sagen wir, zum Beispiel, die Sinus, Zähne und Nieren reagierten im Test positiv auf Causticum D200. Nun filtern Sie die bedeutenden Störherde gegen den dominanten Störherd: Setzen Sie die Ampulle „Sinusitis-complex" in die VEGAtest-Wabe und filtern Sie diese gegen den Darm. Der Zeiger erreicht den vorgegebenen Normalwert nicht (zum Beispiel 100). Als nächstes plazieren Sie die Ampulle „Ostitis-complex" in der VEGAtest-Wabe und filtern sie gegen den Darm. Jetzt kehrt der Zeiger zum vorgebenen Wert zurück. Daher sind die Zähne der primäre Störherd, der den Darm herausfordert. Weiteres VEGAtesten wird wahrscheinlich ein „INTOX I" aufzeigen, Quecksilber-Toxizität, welche die chronische intestinale Dysbiose hervorruft. Der Quecksilber-INTOX affiziert sowohl die Gallengänge, als auch die Nieren, wie man herausfand. Mit dieser Information kann die Therapie mit einem hohen Grad an Erfolg durchgeführt werden.

Bestimmung des Grades der Toxizität: Der Schichten-Test

Eine andere, im VEGAtest-Verfahren verwendete Technik, um den optimalen therapeutischen Ansatz zu finden, wird durch das Testen der „Drei Schichten" erleichtert. Diese Technik wurde von M. Schimmel und Martina im Januar 1988 erforscht und entwickelt. Wenn Sie einen therapeutischen Ansatz suchen, denken Sie immer an die toxische Assimilation im Mesenchym, welche über die Biologische Punktskala gemessen werden kann.

Schicht I = Platinum D200 = mesenchymale Feinstruktur.
Schicht II = Platinum D800 = mittlere Struktur.
Schicht III = Platinum D200/400/800 = tiefe Struktur.

Zu einer gegebenen Zeit schwingt der Körper im Rhythmus einer dieser drei Schichten. Somit ist der Körper empfänglicher für bestimmte Energien und wird auf verschiedene homöopathische Potenzen reagieren [13]. Um die am meisten gestörte Schicht zu finden, filtern Sie Plumbum D800 über jede Schicht, das bedeutet, Platinum D200, D400 und D200/400/800. Wenn der I.-D.-Zeiger zum vorgegebenen Normalwert zurückgeht, haben Sie die am meisten gestörte Schicht gefunden. Die individuelle Schicht, die zu diesem Zeitpunkt für den Patienten schwingt, erlaubt dem Untersucher einen wertvollen Einblick, was das am besten geeignete Therapieprotokoll angeht. Ich habe entdeckt, daß Patienten häufig mit Schicht I und II beginnen, was von kurz vorübergehenden Vergiftungen herrührt und während des letzten Stadiums der Entgiftung mit Schicht III positiv reagieren, bei einem niedrigen Biologischen Score. Dies ist die Theorie der „Abschälung der Schichten". Die kürzer vorhandenen und erworbenen Toxine sollen regelmäßig zuerst entfernt werden. Kinder und Kleinkinder können beim Testen von Schicht III positiv sein, was ererbten toxischen Informationen entspricht, da sie nicht lange genug gelebt haben, um zurückgehaltene oder erworbene Toxine zu assimilieren.

Protokoll für das Testen gestörter Schichten

1. Sie müssen zunächst den idealen Biologischen Score kennen und erreichen, daß alle drei Schichten auf ihn heruntergehen.
2. Filtern Sie die Testampulle Plumbum D800 über die jeweiligen Schichten I, II und III, und bestimmen Sie die am stärksten belastete Schicht.
3. Plazieren Sie Plumbum D800 in die Wabe mit den übrigen Verschreibungen (Drainagemittel, Meridiankomplexe [Kern Pharma]. Chakra-Mittel, Bach-Blüten usw.). Wenn der I.-D.-Zeiger zum vor-

gegebenen Normalwert zurückgeht, wird die Medikation wahrscheinlich den erwünschten Erfolg zeitigen.

4. Testen Sie immer die Wirksamkeit und Verträglichkeit und filtern Sie die Heilmittel über den Biologischen Score, um diesen zu vermindern.

Schichten-Therapie

Schicht I

- Drainagemittel, niedrige Potenzen (Nieren, Darm, usw.);
- Aktivierung der Drainage-Organe;
- Oberflächliche Entgiftung;
- Meridiankomplex (Kern Pharma) und/oder Chakra-Mittel;
- Falls INTOX I positiv, testen Sie Meridiankomplexe (Kern Pharma) 3 und 9, um wesentliche und kurz zurückliegende Vergiftungen zu beseitigen.

Schicht II

- Fahren Sie fort mit Drainagemittel (Leber, Lymphsystem und Niere);
- Meridiankomplexe (Kern Pharma): geben Sie nur 3 Tropfen – 3 x täglich;
- Chakra-Mittel (KARATOX 1-7, von Kern Pharma);
- Bach-Blüten und Blütenessenzen sind wesentlich für eine erfolgreiche Therapie;
- Nosoden und Nosodenkomplexe in mittleren Potenzen (D8-D30);
- Falls INTOX II positiv, testen Sie Meridiankomplexe (Kern Pharma) 3 und 6, um erworbene Toxine zu entgiften.

Schicht III

- Nosoden in sehr hohen Potenzen (D60-D1000 und höher) zusammen mit Drainagemitteln für Leber, Lymphsystem und Nieren;

Anmerkung: Vergessen Sie nicht, die gesamte Verschreibung zusammen mit Plumbum D800 in die Wabe zu setzen. Der Zeiger sollte zum vorgegebenen Normalwert zurückgehen, wenn alles in Ordnung ist. Testen Sie immer die Wirksamkeit und Verträglichkeit und filtern

Sie die Heilmittel über den Biologischen Score*, um diesen zu vermindern.

Drei biologische Alter entsprechen drei verschiedenen „Schichten" (beschrieben von Dr. Roy Martina und Dr. Helmut Schimmel im Januar 1988).

Schicht I – Platinum D200

– bis dahin bekanntes biologisches Alter,
– feine Struktur,
– oberflächliche Energie,
– Yang-Energie,
– akute Erkrankungen,
– kurz zurückliegende Vergiftungen (=INTOX I),
– Drainagesystem und -organe (Nieren, Darm etc.),
– erworbene Organerkrankungen,
– z.B. 8 - 10.

Schicht II – Platinum D800

– mittlere Struktur,
– Energie zwischen oberflächlich und tief,
– Yin- und Yang-Energie,
– subakute und chronische Erkrankungen,
– weiter zurückliegende Vergiftungen (=INTOX II),
– Nervensystem,
– Geistesstörungen und -krankheiten (Depression, Schizophrenie),
– z.B. 4 = 12 - 14.

Schicht III – Platinum D200/400/800

– gemischte, grobe, tiefe Struktur,
– tiefe Energie,
– Yin-Energie,
– chronische Krankheiten,
– sehr alte Vergiftungen und ererbte „toxische Informationen" (Miasmen; = INTOX III),

---

* Biologischer Score
Biologisches Alter
Biologischer Index
Mesenchymstufen
} Synonyma

– endokrines System,
– ererbte Krankheiten – angeborene Fehler des Stoffwechsels,
– zum Beispiel +4 = 16-18.

Die INTOX-Filter

Das VEGAtest-Set Nr. 8 beinhaltet drei Ampullen für die Bestimmung der Schlüsseltoxine und der ererbten „toxischen Information" (miasmischen Information). Diese sind folgende:

INTOX I: Chromicum D400, „Substantielle" Intoxikation
INTOX II: Chromicum D30/60/400, erworbene toxische Information
INTOX III: Chromicum D60/400/800, ererbte toxische Information

Bestimmen Sie zuerst, welches INTOX behandelt werden muß, indem Sie Ferrum metallicum D26 und D800 (Wirksamkeit!) über die INTOX-Filter filtern; das bedeutet, Sie legen INTOX I in die Testwabe ein (Chromicum D400). Wenn der Zeiger nicht zum vorgegebenen Normalwert zurückgeht, hat der Patient ein substantielles Toxin. Als nächstes filtern Sie Ferrum metallicum D26 und D800 mit INTOX I. Wenn der Zeiger zum vorgegebenen Normalwert zurückgeht, ist dies die am meisten erfolgversprechende Therapierichtung. Es kann zu einem Zeitpunkt mehr als nur eine Vergiftung bestehen. Fahren Sie fort, indem Sie INTOX II und III testen, testen Sie die Wirksamkeit und filtern Sie den Biologischen Score. Das INTOX, welches den Score am meisten erniedrigt, sollte zuerst behandelt werden. Eine andere Methode, welche der Autor bevorzugt, ist das Filtern von Plumbum D800 (alle drei physischen Schichten) über INTOX I, II oder III. Wenn der Zeiger dann zum vollen Skalenausschlag (bzw. 100 S.U.) zurückgeht, zeigt dies dasjenige INTOX an, welches den Körper in allen drei physischen Schichten beinträchtigt.

Wie man das spezifische Toxin findet

Das spezifische Toxin kann gefunden werden, indem man das wirksamste INTOX, I oder II, über die Nosoden filtert. Zum Beispiel ein INTOX II positiv auf Ferrum metallicum D26 und D800 und auf die Pestizid-Nosoden. Dies bedeutet, die erworbenen Toxine oder miasmischen Informationen stammen von Pestiziden. Dann filtern Sie die Pestizid-Nosoden mit Chromicum D2000 (homeo.-ref. Isonosodes). Wenn der I.-D.-Zeiger zum vorgegebenen Normalwert (100 S.U.) zurückgeht, ist das Pestizid eine Isonosode. Das Toxin ist tatsächlich im Körper vorhanden. Wenn der abgelesene Wert niedrig ist, zeigt dies eine frühere Giftexposition an oder ähnlich schwindende Frequenzen, welche eine energetische Störung im Körper auslösen, nicht aber das eigentliche Gift.

Der Biologische Score*

In den siebziger Jahren machte Dr. Schimmel eine bemerkenswerte Entdeckung, den „Biologischen Score". Er fand heraus, daß man eine Reihe von Testampullen verwenden konnte, um die energetischen Störungen zu messen, welche die gesamten Körperfunktionen beeinträchtigen.

Der Biologische Score besteht aus 21 Testampullen in einer aufeinanderfolgenden Reihe von Nr. 1 – Nr. 21, wobei jede Ampulle ein Belastungsniveau im Mesenchym (embryonales Bindegewebe des Körpers) repräsentiert.

Die Bedeutung der Biologischen Punkteskala

1. Bestimmung des Vergiftunggrades im Körper.
2. Anzeige, ob die Therapie erfolgreich ist oder suppressiv.

---

* Biologischer Score
Biologisches Alter
Biologischer Index
Mesenchymstufen
} Symonyma

3. Schätzt die Belastung des Immunsystems ab.
4. Gestattet Einblick in die Prognose.
5. Ergibt Leitlinien für die Verschreibung homöopathischer Mittel und spezifischer Potenzen.
6. Hilft den Patienten, sich zu veranschaulichen, wo sie auf dem Biologischen Score stehen und wohin die Therapie sie leiten soll, zu ihrem „idealen Biologischen Score".

Abschätzung des biologischen Vergiftungsgrades

Je höher der Biologische Score des Patienten ist, desto höher ist sein Grad toxischer „Bio-Akkumulation". Der Tester beginnt mit dem höchsten Biologischen Score, indem er die Ampulle Nr. 21 in die Testwabe einsetzt. Beginnen Sie immer mit der Testampulle für den Biologischen Score Nr. 21 und gehen sie in Richtung absteigender Nummern vor! Die erste Ampulle, bei der der I.-D.-Zeiger nicht zum vorgegebenen Normalwert zurückgeht, wird notiert. Dies ist der höchste Biologische Score des Patienten. Als nächstes wollen wir wissen, wieviele „Treffer" auftreten, wenn wir die Reihe von Nr. 21 bis Nr. 1 durchlaufen. Dies wird uns einen Eindruck von der Stärke der Immunantwort des Patienten geben. Je mehr „Treffer", desto schwächer die Immunantwort und desto ernster das Problem. Wenn zum Beispiel die Ampulle Nr. 20 als erste eine „Störungskontrolle" hervorruft, wird der Rest der Ampullen in die Wabe gesetzt, und jede Ampulle, die eine weitere Störungskontrolle produziert, wird vermerkt. Ist das Ergebnis zum Beispiel Nr. 20 + 18 + 16 + 14 + 12, ist der Biologische Score des Patienten 20 x 5 Scores. Eine andere, einfache und schnelle Methode ist, die folgenden Testfilter zu verwenden, um zu bestimmen, wieviele Biologische Scores zu erwarten sind:

Molybdenum D800:	entspricht 3 Scores und einem belasteten Immunsystem.
Natrium mur. D30:	entspricht 4 Scores und einem schwer belasteten Immunsystem.
CO.Q.10 Enzym:	entspricht 5 Scores und einem kritisch belasteten Immunsystem.

Der ideale Biologische Score

Das Ziel ist, den Biologischen Score des Patienten auf seinen idealen Score zu erniedrigen. Dies kann durch Einsetzen der Ampulle Cuprum D400 in die Testwabe erreicht werden, wenn diese über die Ampullen für den Biologischen Score des Patienten gefiltert wird. Wenn der I.-D.-Zeiger nicht zum vorgegebenen Normalwert zurückgeht, dann ist dies der ideale Biologische Score des Patienten. Dies zeigt zugleich auch den niedrigsten Biologischen Score des Patienten an, der ohne Schaden erreicht werden kann. Er mag sich von Besuch zu Besuch des Patienten ändern, indem das Regulationsvermögen des Patienten ihm gestattet, sich besser zu fühlen. Der ideale Biologische Score liegt für die meisten Patienten zwischen 7 und 11. Indem der Patient entgiftet wird und die Regenerations- und Reparaturphase das Gewebe durchläuft, kann sein idealer Score auf Werte zwischen 2 und 7 zurückgehen. Daher können wir mittels des Biologischen Scores des Patienten den Grad seiner Vergiftung und die Kraft der Immunabwehr einschätzen. Bei fast allen neuen Patienten, die der Autor sah, lag der Biologische Score zwischen 18 und 21 (beim ersten Besuch und vor der Einnahme homöopathischer Arzneien).

Der Biologische Score des Patienten als Leitfaden für die Therapie mit Meridiankomplexen (Kern Pharma)

Die Meridiankomplexe (Kern Pharma) und ihre speziellen Kombinationen wirken am besten, wenn der „Biologische Score" des Patienten zwischen 7 und 15 liegt. Dem Autor fiel auch auf, daß Akupunktur am besten für Patienten mit diesem Score geeignet ist. Die speziellen Meridiankomplex-Kombinationen (Kern-Pharma), welche die Chakra-Mittel sind, sind stark wirksame Entgiftungsmittel, und wirken als Katalysatoren, wenn sie mit anderen homöopathischen Mittel eingenommen werden. Vorsicht sollte walten, wo Chakra-Mitteln für Patienten mit Biologischen Scores zwischen 16 und 21 verschrieben werden, besonders, wenn der Patient 4 oder mehr Scores hat. Sie werden herausfinden, daß Chakra-Mittel häufig die Therapie mit Nosoden überflüssig machen; sie sollten aber entsprechend dem „Biologischen Score" des Patienten verschrieben werden und auf Wirksamkeit und Verträglichkeit getestet werden, und immer zusammen mit homöopathischen Drainagemitteln für die Leber, die Nieren und das Lymphsystem, um einen Heilungserfolg zu sichern.

Beobachtung über pathogenetische Muster in der Medizin

von Dr. Helmut Schimmel

Allgemeiner Hinweis:

Definitionsgemäß sind pathogenetische Muster (Krankheitsentstehungsmuster) Organstörungen, welche regelmäßig bei chronischen Krankheiten auftreten und durch besondere Methoden diagnostiziert werden können. Die Literatur in der modernen biologischen Medizin [15,16] und viele Überlieferungen aus dem Mittelalter und noch älteren Epochen berichten, daß chronische Krankheiten immer mit Nieren, Leber und Darm verknüpft sind. Ältere Praktiker mit reichem Erfahrungsschatz wissen, daß bei chronischen Erkrankungen die therapeutischen Erfolgsaussichten sehr gering sind, wenn nicht die Störungen der Leber, der Nieren und des Darmes behandelt werden. Einige denken, es ist am wichtigsten, den Darm zu behandeln. Andere meinen, daß die Lunge bei der Behandlung das wichtigste Organ ist. Andere wiederum sagen, daß, wenn die Nieren nicht behandelt werden, ein Heilungserfolg selten ist. Wie auch immer, ich muß gestehen, daß meine Erfahrung der letzten fünfzehn Jahre mich gelehrt hat, daß das Pankreas immer in chronische Erkrankungen einbezogen ist. Ich bin sicher, daß in allen diesen Beobachtungen ein Stück Wahrheit liegt, doch wo ist das verbindende und erklärende Prinzip?

Nachdem die Elektroakupunktur [17] und ihre verwandten Methoden wie B.F.D. und VEGAtest-Verfahren usw. entwickelt worden waren, war es einfacher, mit geeigneten Meßverfahren auf dem Akupunktur-Meridiansystem nach diesen Antworten zu suchen, insbesondere, da viele dieser Störungen in einer präklinischen Phase liegen und ausnahmslos nicht mit herkömmlichen klinischen Methoden diagnostiziert werden können. Meine Erfahrung zeigte mir, daß bei 90 % der chronisch Kranken die folgenden Organe entweder gestört oder erkrankt waren:

Die Leber mit den intrahepatischen Gallengängen, Pankreas, Dünndarm und Dickdarm, Nieren und Nebenhöhlen.

Meine besten Erfahrungen basieren auf den Ergebnissen mit dem VEGAtest-Verfahren [18]. Das VEGAtest-Verfahren mag eine subjektive Methode sein, doch kann ein erfahrener Praktiker objektive Ergebnisse erzielen, was die Bezeichnung „diagnostische Kunst" wirklich verdient. Im Hinblick auf die Subjektivität dieser Methode könnte man die gefundenen Organstörungen einfach abtun, hätten wir nicht mit der computerisierten „Segmentelektrographie" [19,20] eine objektive Methode, um diese Befunde zu bestätigen. Im Compseg werden Impulse von speziell ausgerichteten Elektroden in spezifische Hautsegmente geleitet. Die Anordnung der Elektroden gestattet getrennte Messung von Kopf, Thorax, Abdomen und Becken. Eine wechselnde Belastung des Gewebes mit positiven und negativen 13-Hertz-Impulsen und die regulative Antwort des Organismus auf diese Belastung wird von einem Schreiber aufgezeichnet. Die neueste Version bewertet die Aufzeichnung mittels eines Computers. Der Ausdruck wird als „Belastungs-und Störfeldfaktor" bezeichnet. Hier können wir ein häufiges Auftreten von hohen Belastungsfaktoren im Abdomen finden und hohe Störfeldfaktoren im Becken wie im Thorax und im Kopf, sowohl links wie auch rechts. Aus der Erfahrung und nach Testung von mehr als tausend Patienten aus verschiedenen Praxen wissen wir, daß sich der Pankreas hauptsächlich im linken Abdomenquadranten darstellt, wohingegen die intrahepatischen Gallengänge und die Leber sich im rechten Abdomenquadranten darstellen. Dieses berücksichtigt nicht die Störung anderer Organe (z.B. der Nieren) im selben Quadranten. Diese ausschließenden Versuche wurden an einer großen Anzahl von Patienten mit Meßverfahren wie zum Beispiel dem VEGAtest-Verfahren durchgeführt. Sie bestätigen das häufige Auftreten von Belastungen der Leber und der intrahepatischen Gallengängen im rechten Abdomenquadranten, mehr als der Leberzellen selbst oder der extrahepatischen Gallenwege. Labortests waren im allgemeinen negativ. Im linken Abdomenquadranten fanden wir Belastungen des Pankreas. Im „Kopf rechts" und „Kopf links", das System der Nebenhöhlen, „Becken links und rechts", Dickdarm und Dünndarm mit Appendix und der Prostata oder Adnexe.

Erklärungen zu den Krankheitsentstehungsmustern

Ein belastetes Gallengangsystem könnte als Ansammlung von Toxinen in der Galle aufgefaßt werden, welche Irritationen hervorrufen. Die gleichen Symptome könnten ebenso durch Medikamente, Nahrung, Umwelt oder insuffizientem Gallenstoffwechsel hervorgerufen werden. Aufgrund der inkretorisch-exkretorischen Kreuzkoppelung zwischen Pankreas und Leber, beeinträchtigt ein Organ das andere, wobei es unerheblich ist, welches Organ zuerst betroffen war. Gewöhnlich finden wir eine Belastung beider Organe, eine Belastung nur eines der Organe ist die Ausnahme. Falls sich bei Anwendung der Meßtechniken für den linken Abdomenquadranten der linke Leberlappen darstellt, könnte dies als eine toxische Episode des Quercolons und des gesamten absteigenden Colons, via vena mesenterica inferior, interpretiert werden. Im Compseg würde sich dies im linken Abdomenquadranten als eine Pankreasirritation zeigen. Chronische Leber- und Pankreasstörungen schließen exkretorische Insuffizienz, Dysfermentien und manchmal inkretorische Insuffizienzen ein (Prä-Diabetes, Diabetes und Störungen des Hormongleichgewichtes). Es ist verständlich, daß durch diese exkretorischen Insuffizienzen von Pankreas und Leber Störungen von Dick- und Dünndarm ausgelöst werden. Dies könnte ebenso Motilitätsstörungen mit Spasmen, Irritationen der Schleimhäute, Dysfermentie, Obstipation, Diarrhoe und vor allem Dysbiose zur Folge haben. Die totale Oberfläche des Darmes beträgt etwa 250 qm, welche im Falle einer Dysbiose ungeheure Mengen von Toxinen resorbieren kann, die von einer unphysiologischen Darmflora hervorgebracht werden. Dies kann einen Teufelskreis hervorrufen, welcher Leber und Pankreas belastet, was durch die bekannte Funktion des „Enterohepatischen Kreislaufs" erklärbar wird. Die oben genannten Störungen haben ihre Folgen. Häufig führen Störungen der Leber, des Pankreas und des Darmes zu einer Irritation des Zwerchfells. Dies kann mittels Gasproduktion oder über lympathische Wege geschehen. Leber und Pankreas sind über viele anatomische Verbindungen mit dem Zwerchfell verbunden, welche dazu neigen, die Störungen des Zwerchfells zu aggravieren. Diese Störungsmuster wiederum beeinträchtigen die Blutzirkulation im Herz: Anhebung des Zwerchfells mit Verschiebung des Herzens führt zu Arrhythmie und zusätzlich zur Störung der Bauchatmung und weiteren Symptomen. Die Blutzirkulation im Gehirn und in den Extremitäten ist abhängig von Herz- und Zwerchfellfunktion. Auch Zwerchfellstörungen können für periphere Durchblutungsstörungen verantwortlich sein. Es bestehen auch Verbindungen zwischen Leber, Magen, Darm und den Schleimhäuten im Kopfbereich auf der einen Seite und energetischen Verbindungen über die Akupunktur-Meridiane der Leber, des Magens, des Dünn- und des Dickdarmes auf der anderen Seite. Das Pankreas scheint diese energetischen Verbindungen auch zu nutzen. Die größte Schleimhautoberfläche im Kopf haben die Nebenhöhlen, aber auch an die Mundschleimhaut, die Rachenschleimhaut, die Mandeln, die Bindehaut und die serösen Häute im Mittelohr ist zu denken. Es ist schwierig, eine anatomisch-physiologische Erklärung für die Verbindung zwischen Abdomen und Becken auf der einen Seite und der Schleimhäute im Kopf auf der anderen Seite zu finden. Die oben beschriebenen energetischen Verbindungen zwischen Abdomen und Becken waren den Chinesen vor mehr als 4000 Jahren bekannt und mit Hilfe unserer modernen Meßverfahren können wir sie bestätigen. Nach meiner Auffassung werden überschüssige Energie oder niederwertige Energieimpulse über die Akupunktur-Meridiane von Leber, Pankreas und Darm zu den Kopfschleimhäuten geleitet, wo sie Irritationen und später Entzündung verursachen. Eigenartig ist, daß hauptsächlich die rechte Körperseite betroffen ist. Die klinischen Endfolgen sind Sinusitis, chronische Tonsillitis, Gingivitis, Stomatitis und Otitis media. Auch Entzündungen der Augenbindehäute viraler, bakterieller oder anderer Genese. Das Milieu in der Schleimhaut ist verändert, womit viralen oder bakteriellen Infektionen Vorschub geleistet wird. Über diese Verbindung zum Zahnsystem kann das Zahnfleisch geschädigt werden und es können sich Zahnfleischtaschen bilden. Darüberhinaus können Krankheitsprozesse an devitalisierten Zähnen, mit oder ohne Wurzelfüllungen, plötzlich zum Störfeld werden, oder verlagerte oder eingeklemmte Weißheitszähne werden plötzlich über Dünn- und Dickdarm in schmerzhafter Weise aktiviert. Häufig werden Zahnerkrankungen besser, wenn die aktivierenden Energien aus dem Abdomen und Becken durch Diät oder angemessene Behandlung unter Kontrolle gebracht wurden. Mittels dieses Konzeptes kann das immunologische Wechselspiel zwischen Zahnherden und dem Organismus leicht erklärt werden, was die zu fällenden Entscheidungen in Situationen erleichtert, wenn entweder radikale Zahnbehandlung dringend notwendig ist, oder wenn eine therapeutische Kompensation anderer Störungen, im Abdomen oder Beckenraum zuerst in Angriff genommen werden sollten. Diese Erfahrungen fügten sich zur naheliegenden Erklärung der folgenden pathogenetischen Muster zusammen:

Epigastrium	– rechts und links	– Pankreas und Leber
Becken	– rechts und links	– Darm
Thorax	– rechts und links	– Zwerchfell und Herz
Kopf	– rechts und links	– Kopfschleimhäute

Von diesen pathogenetischen Mustern können sich sogenannte Kausalketten [21] entwickeln. Sie wiederum liefern eine gute Erklärung für die scheinbar so komplizierten Syndrome; zum Beispiel kann eine chronische Belastung von Pankreas und Leber eine chronische Sinusitis hervorrufen, welche wiederum den Herd bildet, der die Prostata beeinträchtigt, und diese verursacht eine Migräne (energetische Störung auf dem Blasen-Meridian) oder ein lumbosakrales Syndrom (segmental). Eine Pankreasstörung kann über noch nicht bekannte energetische Beziehungen zur Prostata eine unspezifische Prostatitis auslösen und diese wiederum eine Augenerkrankung. Manchmal sind diese Ursachen sehr kompliziert, und es ist nur mit Schwierigkeiten möglich, die primäre Störung zu lokalisieren.

Die folgenden Abbildungen sollen die pathogenetischen Muster und die dazugehörige Therapie verständlicher machen: *(Bitte umblättern).*

Pathogenetisches Muster Nr. 1

Störungen in den intrahepatischen Gallenwegen führen zu Störungen im Pankreas oder umgekehrt. Es gibt eine Verbindung vom intrahepatischen Gallenwegsystem zum Ureter, welche mit Hilfe organbezogener Akupunktur-Meßmethoden gemessen werden kann. Funktionelle Störungen der Nieren sind häufig die Folge. Die klinische Ausdrucksform davon ist das sogenannte hepatorenale Syndrom (Nonnenbruch). Irritationen und Entzündungen der Schleimhäute im Kopf, insbesondere der Nebenhöhlen, beeinträchtigen häufig das urogenitale System. Dieses Krankheitsentstehungsmuster bezieht sich auf alle chronischen Erkrankungen im Epigastrium. Die am häufigsten beobachteten zeitlichen Reihenfolgen in den pathogenetischen Mustern ergeben sich aus den Numerierungen.

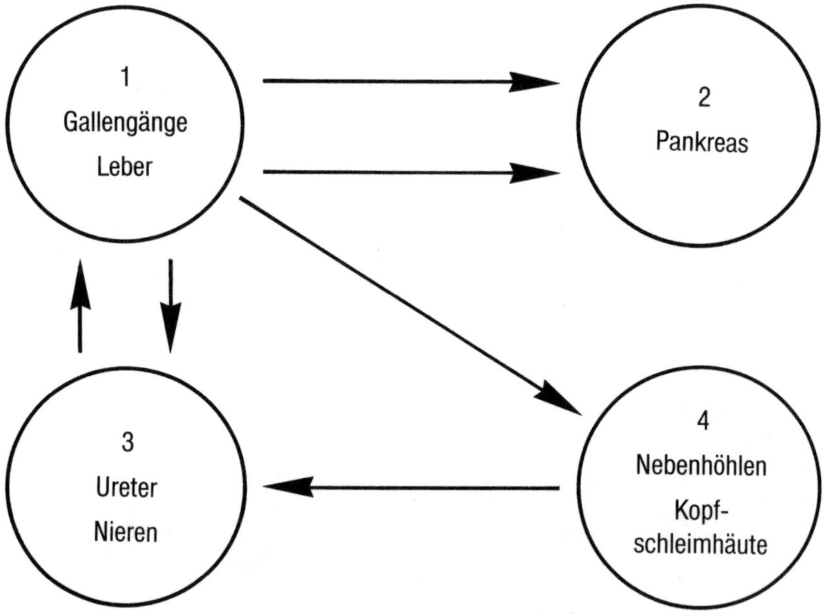

Abb. 1: Pathogenetisches Muster Nr. 1

Pathogenetisches Muster Nr. 2

Das pathogenetische Muster Nr. 2 beinhaltet das Muster Nr. 1 und zusätzliche Störungen im Dünn- und Dickdarm. Störungen des Dickdarms haben häufig Dysbiosen zur Folge. Als Folge davon wiederum ist die Leber mit zusätzlichen Toxinen belastet und die Schleimhäute im Kopfbereich werden über die Akupunktur-Meridiane von Dick- und Dünndarm irritiert.

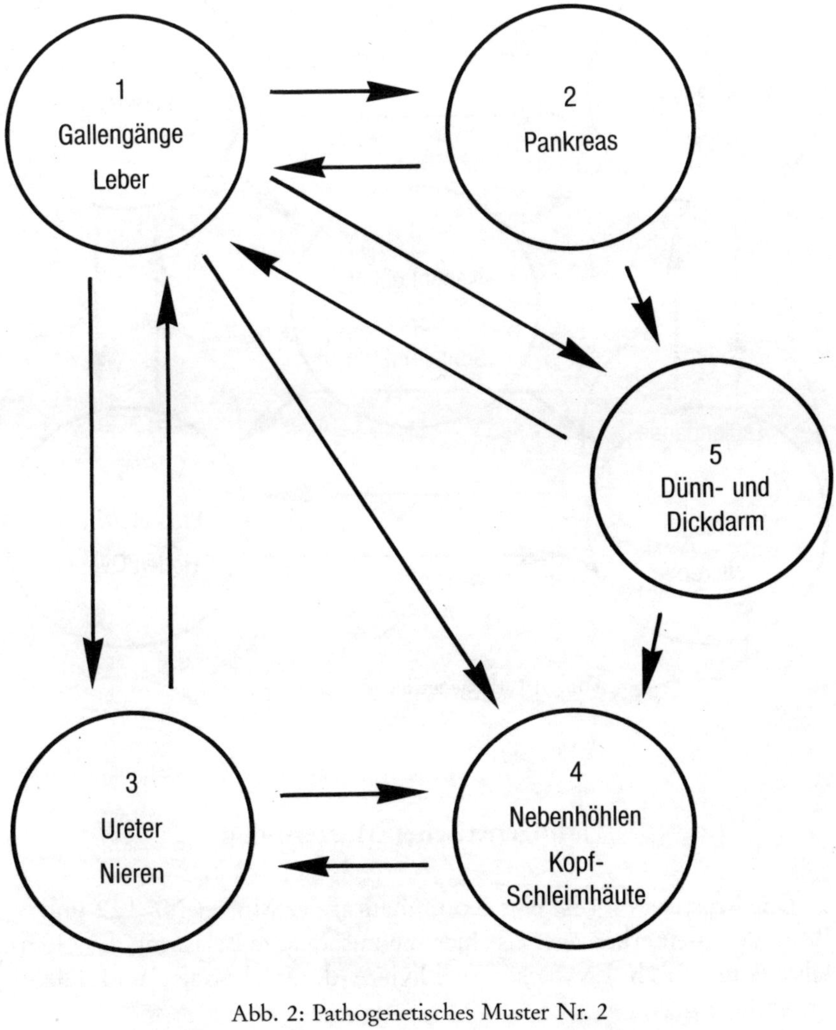

Abb. 2: Pathogenetisches Muster Nr. 2

Das pathogenetische Muster Nr. 3 besteht aus dem Muster Nr. 1 zusätzlich der dargestellten Störungen im Urogenitalsystem (über Ureter und Nieren hinaus *[Anm. d. Übers.]*.

Es kommt durch die energetische Verbindung zwischen Pankreas und Prostata oder Pankreas und Ovarien zustande oder auch als fokale Belastungserscheinung über die Verbindung Nebenhöhlen → Prostata oder Nebenhöhlen → Adnexen.

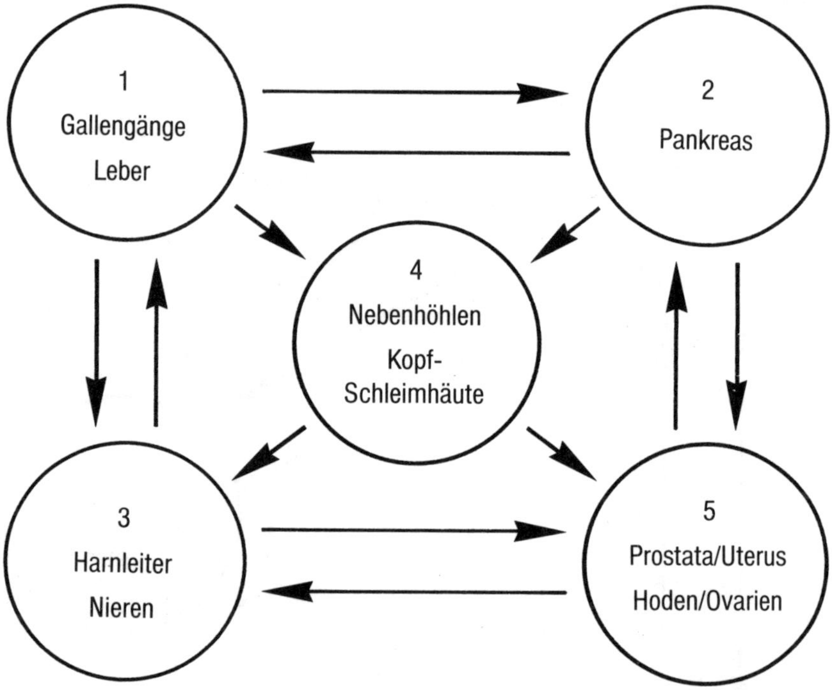

Abb. 3: Pathogenetisches Muster Nr. 3

Pathogenetisches Muster Nr. 4

Das Muster Nr. 4 ist eine Kombination der Muster Nr. 1, 2 und 3. Besonders bemerkenswert ist hier die zusätzliche Belastung des Genitalsystems durch Dysbiose (rezidivierende Infektionen und Pilzerkrankungen).

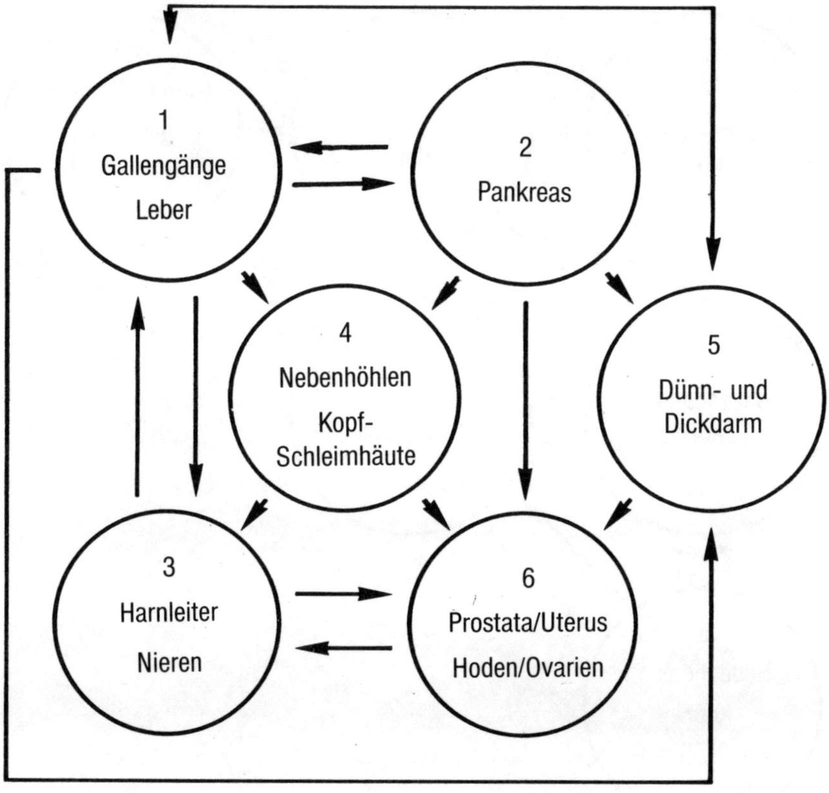

Abb. 4: Pathogenetisches Muster Nr. 4

Pathogenetisches Muster Nr. 5

Das pathogenetische Muster Nr. 5 besteht aus Muster Nr. 4 und, zusätzlich durch das Zwerchfell induzierten Herz-Kreislauf-Störungen. Störungen des Zwerchfells können über den Nervus Phrenicus beidseits der Halswirbelsäule Symptome hervorrufen, welche wiederum für Kreislaufstörungen in der Arteria basilaris verantwortlich sein können. Verminderte Herz- und Zwerchfellfunktionen führen schließlich zu peripheren, zerebralen und renalen Durchblutungsstörungen.

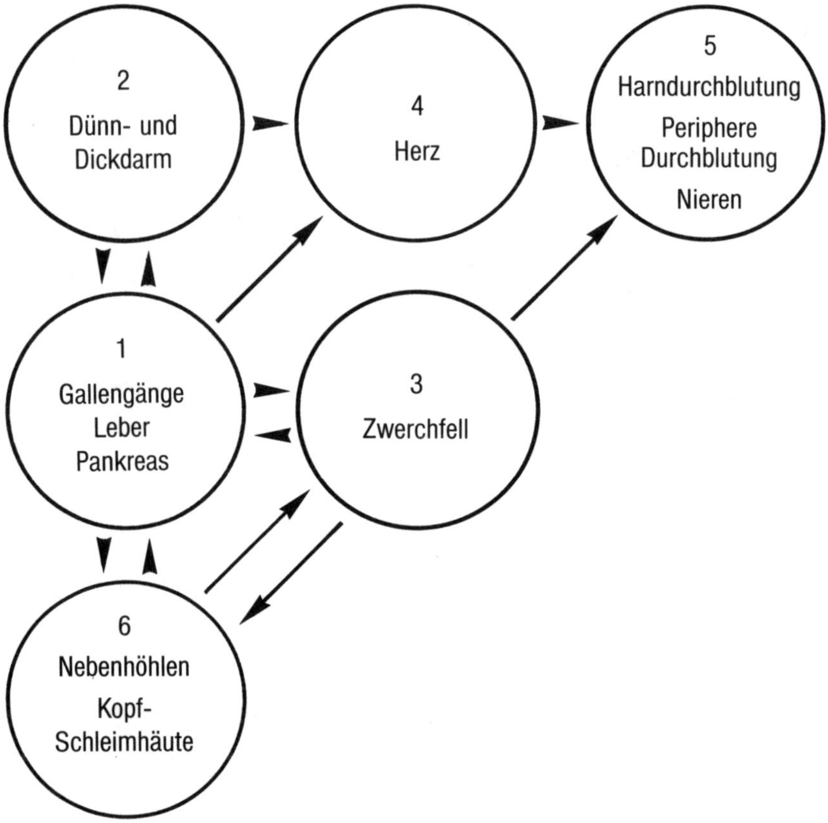

Abb. 5: Pathogenetisches Muster Nr. 5

Die pathogenetischen Muster scheinen immer schon existiert zu haben. Soweit ich informiert bin, sind sie nur von „Humuralpraktikern" und Nichtmedizinern verwendet worden. Ich muß hervorheben, daß nach meiner Erfahrung damit viele chronische Krankheiten erfolgreich behandelt werden können, wenn orthodoxe Methoden versagt haben. Die pathogenetischen Muster Nr. 1 bis Nr. 5 können als Denkmodelle für die Basistherapie chronischer Krankheiten Anwendung finden. Darüberhinaus sind sie ein gutes Erklärungsmodell für pathogenetische Beziehungen, welche Teil zahlreicher Einzelbeobachtungen und individueller Erfahrungen auf dem Gebiet der chronischen Krankheiten sind.

Der Schlüssel zu den Kausalketten: Die pathogenetischen Muster

Eine Kausalkette ist eine Kette von Ereignissen, welche eine Krankheit beschreibt, wobei das Anfangsglied der Kette dem Ursprung der Krankheit entspricht. Dies bedeutet, daß Krankheit nicht in Isolierung existiert, sondern ein bestimmtes Gefüge von Organen miteinbezieht. Das Schlußglied der Kette ist normalerweise derjenige Anteil des Körpers, der in zeitlicher Folge zuletzt von der Krankheit betroffen wird. Diese Sichtweise von Krankheit entstand in der Folge jahrelanger Erfahrung und des Experimentierens mit bioelektronischen Regulationstechniken (BER) wie der Elektroakupunktur nach Voll und insbesondere dem VEGAtest-Verfahren. Bei Verwendung dieser Technik hat das Testen wiederholt gezeigt, daß Krankheit entweder von einem maximal belasteten Organ oder von einem dominanten Herd ausgeht, von welchem wiederum verschiedene krankheitsverursachende Einflüsse auf andere Organe ausgehen. Bald schon wurde entdeckt, daß bestimmte Kausalketten immer wieder auftraten. Durch Verwendung dieser Techniken ist es nun möglich geworden, die Ursache einer Krankheit in Form eines maximal belasteten Organes oder dominanten Herdes zu definieren. Die Auswirkungen dieser Ursachen führen zu einer verwirrenden Ansammlung von Symptomen.

Wir stellen die Hypothese auf, daß ein Organ entweder durch konstitutionelle Schwäche oder aufgrund äußerer Faktoren, wie zum Beispiel Toxinen usw., belastet wird oder sich zu einem Störherd entwickelt. Somit kann es Auswirkungen auf andere Organe haben und in der Folge vielfältige Symptome hervorrufen. So z.B.:

Pankreas → Prostata → Ureter → Nieren → Hypertonie
Pankreas → Schilddrüse/Thyreotoxikose → Tachykardie
Pankreas → Gallenblase und
Gallenblase → Leber → Dysbiose → Hauterkrankungen
Pankreas → Leber → Magen → Nasennebenhöhlen → Polyarthritis

Auf der Basis dieser Kausalketten wird deutlich, daß häufig eine einzelne Ursache für eine große Vielfalt von Symptomen verantwortlich ist. Der Gebrauch eines derartigen diagnostischen Modells gestattet eine sinnvolle Auswahl der Therapie. Ärzte, welche Anfänger in BER-Testverfahren sind, so z.B. im VEGAtest-Verfahren, gelangen häufig zu befriedigenden Ergebnissen, wenn sie einfach die üblichen Kausalketten kennen und somit auch die Reihe von Organen und möglichen Herden, nach welchen sie bei einem bestimmten Patienten suchen sollen. Indem wir die Kausalketten aufgestellt haben, welche gewöhnlich bei diesen Zuständen auftreten, glauben wir, daß es uns gelungen ist, viele bis dahin schwer erklärbare Syndrome verständlicher zu machen [1]. Es ist offensichtlich, daß die Doktoren Voll und Schimmel von den frühen Stadien der BER-Methoden an mit den Grundsätzen der chinesischen Akupunktur konfrontiert waren. Die chinesische Medizin beobachtet Krankheit in ihrer Beziehung zu „Mustern von Disharmonie" in Situationen, wo ein Organ für die Störung eines oder mehrerer Organe oder Organsysteme verantwortlich ist. Fragen, die sowohl in der BER-Medizin als auch in der chinesischen Medizin auftauchen, beinhalten die Frage nach der Quelle der Belastung des maximal belasteten Organes, der anderen, in das komplexe Geschehen einbezogenen Organe und dem dominanten Störherd, der ebenso behandelt werden muß, wobei er in die Einstellung und Regulation der Quelle des Problemes (nämlich des maximal belasteten Organes) einbezogen ist.

Es scheint mir, daß die chinesische Medizin und die BER-Medizin einen gemeinsamen Wesenszug haben, welcher die altertümliche und die moderne Welt der Medizin miteinander verbindet. Es ist auffallend, daß die große Mehrheit der Forschungsansätze die Akupunktur aus neurologischer oder neuroendokrinologischer Sichtweise betrachten, wobei die psychologischen Ansätze erst an unbedeutender dritter Stelle stehen. Ein energetischer Ansatz kommt kaum vor und wird offensichtlich von der Wissenschaft im Großen und Ganzen im besten Falle als Fehlzünder betrachtet. Jedoch bleibt die Tatsache bestehen, daß das Konzept der Akupunktur auf dem Fluß von Energie aufbaut, und diese Vorstellungen bilden den Grundstein der BER-Methoden [2]. Um sich die Kausalketten besser vorstellen zu können, sei der Leser aufgefordert, sie mit den Augen eines BER-Spezialisten und Akupunkteurs zu betrachten. Jahrelange Erfahrung hat gezeigt, daß die meisten Kausalketten ihren Ursprung im Bauch- oder im Beckenraum haben [3]. Ein Herd im Kopf, den Nebenhöhlen, Zähnen oder Tonsillen kommt selten isoliert vor. Die Erfahrung hat gezeigt, daß die meisten Herde im Kopf von einem belasteten Organ oder anderen Herden im Bauch- oder Beckenraum ausgehen. Die Nebenhöhlen, Tonsillen oder Zähne fungieren als „Ventile", welche das Entweichen schädlichen Energieüberflusses gestatten. Wenn eine Dysfunktion im Bauch auftritt, wird sie wahrscheinlich den Kopf beeinträchtigen. Aber auch wenn eine chronische, krankheitsverursachende Blockade im Kopf vorliegt (Sinus, Zähne, Mandeln usw.), also ein Störherd, kann sich die Beziehung umgekehrt auswirken und somit Mißklang zwischen den Organen im Bauch- oder Beckenraum auslösen. Nach Auffassung der chinesischen Medizin können Ungleichgewichte im Magen oder Dickdarm Herde im Kopf beeinflussen. Diese Beziehungen werden deutlich, wenn man den Verlauf dieser beiden Meridiane studiert:

Der Magen-Meridian-Punkt beginnt seitlich der Nase, zwischen dem Augapfel und dem Mittelpunkt des Jochbeines. Der Meridian verläuft dann abwärts von M1 (Chengqui) zu M3 (Nasen-Juliao) und M4 (Dicang) und tritt dabei in Zahnfleisch und Zähne ein. Er windet sich um die Lippen und entlang dem posterolateralen Bereich der Wangen bei M5 (Daying) und M6 (Jiache). Diese Punkte sind lokale Akupunkturpunkte, die gewöhnlich für spezifische Zahnherde verwendet werden (siehe Abb. 6, S. 46). Sie können somit erkennen, wie eine Dysfunktion im Abdomen, welche Magen oder Colon miteinbezieht, einen Zahnherd beeinflussen kann, entsprechend dem Verlauf der Meridiane.

Der Dickdarm-Meridian beginnt an der radialen, proximalen Nagelecke des Zeigefingernagels, verläuft nach proximal zu Hegu, Di 4, zwischen dem ersten und zweiten Metacarpalen und verläuft dann antero-lateral entlang dem Unterarm und Oberarm und der anterolateralen Fläche des Halses aufsteigend zu Tianding, Di 17 und Hals-Futu, Di 18. Der Dickdarm-Meridian steigt dann weiter an der Ventralfläche des Halses auf und endet schließlich seitlich an der Nase in Yinxiang, Di 20.

Innerhalb des Gebäudes der chinesischen Medizin und dem natürlichen Fluß der Meridiane möchte ich mit den Augen eines Akupunkteurs die engen Beziehungen der Meridiane zueinander als die Erklärung der inneren Vorgänge in Dr. Schimmels Kausalketten betrachten. Hegu, Di 4, ist ein Haupteintrittspunkt für die Behandlung von Zahnerkrankungen (auch Zahnschmerzen, Halsschmerzen und Tonsillitis), jeder Art von Mund- und Gesichtsproblem, Probleme mit der Nase, welche zu den Störungen durch „Wind" (durch Kälte) gehören und der Nebenhöhlen. Wir kommen immer wieder auf Dr. Helmut Schimmels ursprüngliche Aussage zurück, nämlich daß der Kopf, die Nebenhöhlen, Zähne und Mandeln selten der Punkt sind, von dem die Kausalketten ausgehen, ausgenommen bei angeborenen

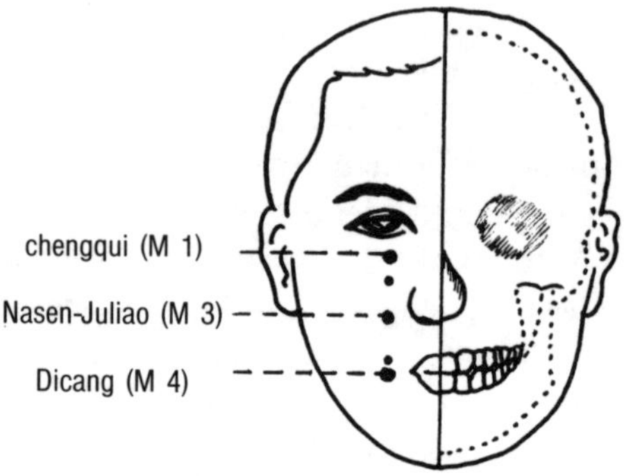

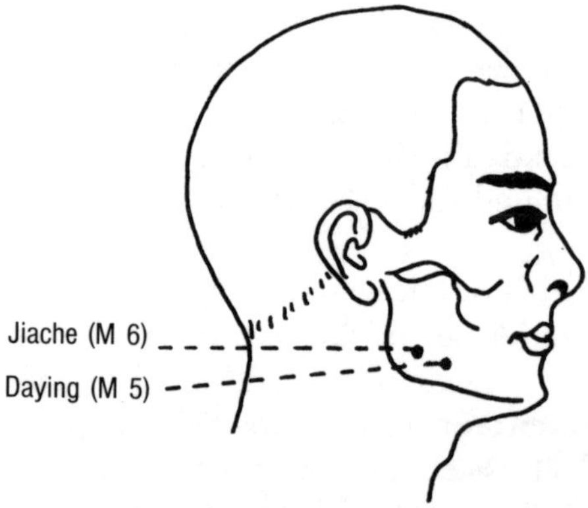

Abb. 6

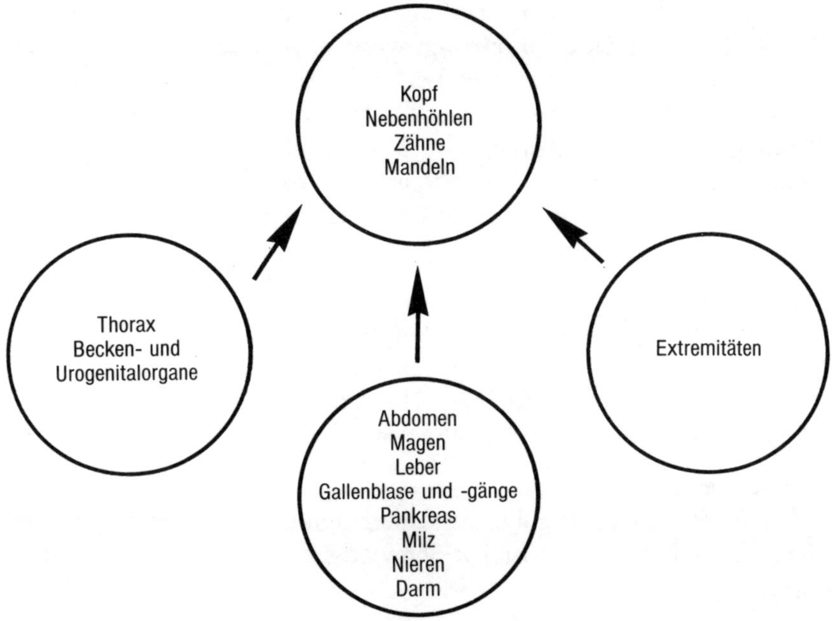

Abb. 7: Kausalkette Nr. 1

Fehlbildungen und bei Traumen (meistens chirurgischer Genese) [4], siehe auch Abb. 7, Kausalkette Nr. 1.

Meridiankomplex Nr. 5 (Kern-Pharma) entspricht dem Dickdarmmeridian, Meridiankomplex Nr. 4 (Kern-Pharma) dem Magen-Meridian. Diese beiden Meridiankomplexe (Kern-Pharma) haben sich besonders dann bewährt, wenn die Symptome des Patienten von einer Dickdarmdysbiose und einer energetischen Störung des Magen-Meridians herrührten.

Kommentar zur zweiten Kausalkette

Wie zuvor bemerkt, haben frühe Herde im Kopf selten dort ihren Ursprung (siehe Kausalkette Nr. 3, Abb. 9, S. 48). Dennoch halten einige Autoritäten daran fest, daß eine bestimmte Art von Herden im Kopf das Ergebnis einer Giftwirkung in Silber-Amalgam-Zahnfüllungen ist (Quecksilbervergiftung).

Wie kommt es dann zustande, daß viele Leute mit Silber-amalgam-Füllungen keine Zeichen von Quecksilbertoxizität haben?

Patienten, die viele Amalgamfüllungen haben und nicht von der Quecksilber-Toxizität beeinträchtigt werden, gehören zur Gruppe der sogenannten „Ausscheider". Die Leidenden sind die Nichtausscheider. Die Ausscheider können aber, laut Dr. Schimmel, trotzdem unter der Wirkung von „Mikroströmen" im Mund leiden. Die beste Methode für die Diagnose von Quecksilbertoxizität ist das VEGAtest-Verfahren. Im folgenden nun Schimmels VEGAtest-Protokoll für die Unterscheidung von „Ausscheidern" und „Nichtausscheidern":

1. Der Biologischer Index:
   z.B.: 10-12-14 vor Stimulation, 14-16-18 danach
2. Mercurius Solubilis D8 in der Testwabe:
   falls mehr 4 Scores = Nichtausscheider, z.B. 4-6; falls Regulation innerhalb 0-4 Scores = Ausscheider

Nota bene:

Dieser Test ist auch gültig bei Überlappung mit konstitutionellem Mercurius solubilis-Typ. (Er hat Schwierigkeiten, Quecksilber auszuscheiden).

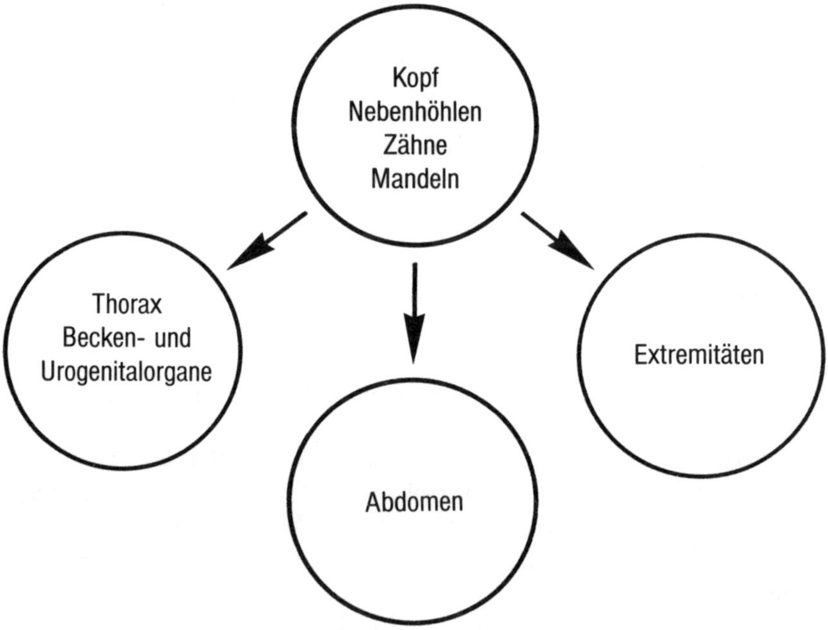

Abb. 8: Kausalkette Nr. 2

Nichtausscheider brauchen eine Drainage-Therapie vor der Amalgamentfernung.

Eine kleine Füllung bei einem Nichtausscheider kann laut Dr. Helmut Schimmel mehr Schaden anrichten als zehn Füllungen bei einem Ausscheider [5].

Eine andere Erklärung für die Quecksilber-Toxizität kann sein, daß das Quecksilber aus einer anderen Quelle kommt, wie z.B. Fisch (Schwertfisch und Thunfisch neigen zur Ansammlung von Quecksilber in ihrem Fleisch), industriellen Lösungsmitteln, Kontaktlinsen Reinigungsmitteln und Photo-Entwicklungslösungen, welche auch unter Verdacht stehen. Ich glaube, daß, wenn ein maximal belastetes Organ oder ein Herd im Abdomen vorliegt, wie z.B. Leber, Gallengänge, Pankreas oder Nieren, oder wann immer eine chronische Dysbakterie oder Dysbiose vorliegt, oder die Transformation und der Transport von fester Nahrung und Flüssigkeiten (über Milz, Pankreas und Darm) beeinträchtigt ist, ist es wahrscheinlicher, daß sich Quecksilber in den Geweben konzentriert und ansammelt, sei es von Silber-amalgam-Füllungen, Nahrung oder aus irgendeiner anderen Quelle.

Quecksilber-Toxizität kann auf die energetische Funktion der Nieren schädliche Wirkung haben. Wenn dies auftritt, neigt der Körper dazu, schädliche Abfallstoffe (so Quecksilber), welche die Nieren ausscheiden sollten, in den Gelenken anzusammeln.

Dr. Helmut Schimmel bemerkt, daß ein sekundärer Herd im Kopf einen Effekt auf Thorax und Becken haben kann [6].

Kommentar zur dritten Kausalkette

Vielleicht ist der wichtigste Aspekt der Dritten Kausalkette, daß urogenitale Erkrankungen häufig ihren Ursprung im Kopf und Abdomen haben und meistens bakterieller Natur sind. Es ist nicht ungewöhnlich, wenn der Patient berichtet: „Seit Sie mir die Medikamente für meine Nasennebenhöhlen gegeben haben, sind nicht nur die Nebenhöhlen frei, ich habe auch keine Blasenentzündung mehr gehabt!"

Ebenso, wann immer Sie einem chronischen Sinusitis begegnen, werden Sie auch eine Dysbiose vorfinden – (Denken Sie an den Verlauf des Dickdarm-Meridians zur Nase, s. Abb. 33, S. 101.)

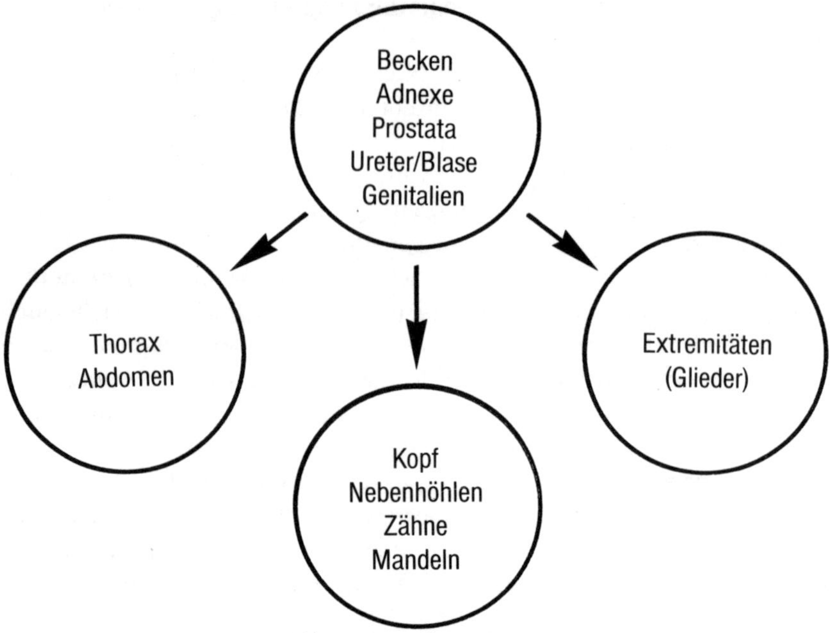

Abb. 9: Kausalkette Nr. 3

Wenn wir den Blasen-Meridian betrachten, können wir die Beziehung von urogenitalen Erkrankungen zu Herden im Kopf, besonders den Nebenhöhlen, besser verstehen.

Der Blasen-Meridian verläuft durch die Stirnhöhlen. Eine Erkrankung der Blase kann die Nebenhöhlen affizieren und umgekehrt. Ein chronischer Herd dort kann die Blase, die Nieren oder andere Organe in Abdomen oder Thorax schädlich beeinflussen, ebenso die Extremitäten. Chronische Probleme der Augen, wie zum Beispiel Konjunktivitis, können von einer chronischen Zystitis, Ovariitis oder Prostatitis über den Akupunktur-Meridian der Blase induziert sein. Der Blasen-Meridian beginnt mit Bl 1, Jingming, am inneren Kanthus des Auges.

Wenn der Blasen-Meridian entweder der am meisten gestörte Meridian oder das Störfeld ist, kann der Meridiankomplex Nr. 12 (Kern Pharma) mit Erfolg zur Bekämpfung von Sinusitis, augenbezogenen Erkrankungen oder frontalen Kopfschmerzen eingesetzt werden. Eine Dysbiose im Dickdarm kann ebenso den normalen Fluß von Chi im Dickdarm-Meridian behindern. Der Dickdarm-Meridian beginnt am Zeigefinger und verläuft am Arm aufwärts und über Schulter und Nakken zu Yingxiang, Di 20. Der Meridiankomplex Nr. 5 (Kern-Pharma) entspricht dem Dickdarm-Meridian.

Kommentar zur vierten Kausalkette

Kardiovaskuläre und pulmonale Erkrankungen sind (mit Ausnahme von kongenitalen Mißbildungen, Trauma und Berufskrankheiten, laut Dr. Schimmel, oft sekundär durch einen Herd im Kopf verursacht [7]. Sinusitis und Zahnherde. Die Organe im Abdomen und Becken, Pankreas, Leber, Milz, Gallenblase, Darm und Nieren können wegen des Verlaufes ihrer zugehörigen Organ-Meridiane und deren inneren Äste, welche über und durch den Thorax verlaufen, einen starken energetischen Einfluß auf kardiovaskuläre und pulmonale Erkrankungen haben.

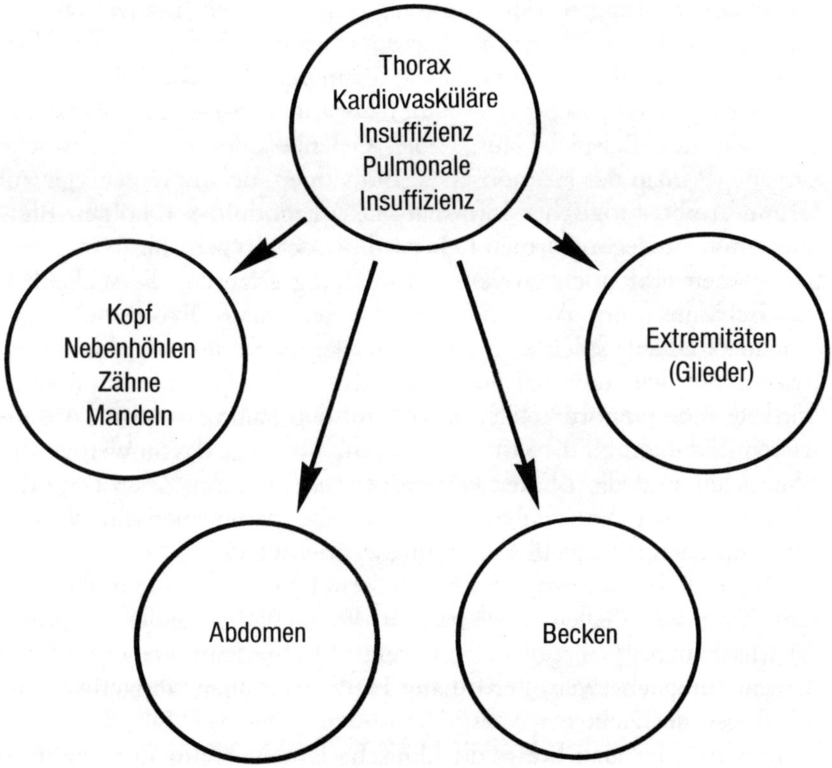

Abb. 10: Kausalkette Nr. 4

Pathogenetische Kausalketten bei myokardialer Ischämie
von Dr. Helmut Schimmel [8].

Der Autor hat die zugrundeliegenden Ursachen für Krankheit und myokardiale Ischämie über zehn Jahre lang mit dem VEGAtest-Verfahren studiert. Es hat sich gezeigt, daß zwei Organsysteme energetisch zu myokardialer Ischämie und Herzerkrankungen prädisponieren.

1. *Pankreas:* Irritationen, Entzündungen und funktionelle Störungen. Präklinische (funktionelle oder energetische) Störungen des Pankreas verursachen ein Ungleichgewicht auf dem Pankreas-Meridian und den angeschlossenen Seitengefäßen, was wiederum zu energetischen Störungen des Herzens führt und zu Störungen der Blutzirkulation. Das Endergebnis sind myokardiale Sauerstoffnot und Myokardinfarkt. Es ist notwendig, zwischen präklinischen (funktionellenergetischen) Störungen des Pankreas und klinisch manifesten Erkrankungen wie Pankreatitis zu unterscheiden. In der präklinischen Phase versucht das Pankreas, die Störungsenergie über die Meridiane (elektromagnetische Kreisläufe) an andere Organen abzuschieben, wie zum Beispiel Haut, Leber, Gelenke oder andere schwache Organe (Prinzip der Homöostase). Individuen, deren Herzenergie auf Grund ererbter toxischer Informationen, Emotionen, erhöhten Blutfettwerten, bewegungsarmen Lebensstiles oder Hypertonie usw. gering ist, werden eine noch größere Schwächung erfahren, die schließlich zur Ischämie führt. Auch der Effekt freier, durch Toxine hervorgebrachter Radikale spielt eine Schlüsselrolle. Im Stadium der klinischen Erkrankung wie zum Beispiel Pankreatitis oder Autoimmunprozesse wird die Energiestörung sich primär auf den Pankreas selbst konzentrieren und dadurch die Drüse zerstören. Als Folge davon werden der Blutzucker und die Blutfettwerte ansteigen, was der Zerstörung des Herzens weiter Vorschub leistet. Dasselbe pathogenetische Prinzip kann auf das Gallengangsystem angewendet werden:
2. *Gallenwegsystem:* nämlich Dyskinesien, Irritationen und funktionelle Störungen des Gallenwegsystems. In diesem Falle leitet der Akupunktur-Meridian der Gallenblase die störende Energie zum Herzen und verursacht (möglicherweise) ernsthafte Herzsensationen, ähnlich wie die Störungen des Pankreas.

In beiden Fällen erbringt die klinische Untersuchung nur unzufriedenstellende Ergebnisse. Klinische Ergebnisse werden erst dann verwertbar, wenn der Pankreas und das Gallenwegsystem bereits morphologisch verändert sind. In diesen klinischen Endstadien verbleiben energetische Ungleichgewichte in den gestörten Organen selbst und beginnen diese zu zerstören. Dies basiert wahrscheinlich auf autoaggressiven immunologischen Prinzipien (Antigen-Reaktionen).

Dementsprechend ist die kritische Phase jeweils die präklinische Phase der funktionell-energetischen Störungen von Pankreas und Gallenwegsystem, welche schließlich zu myokardialer Ischämie führt.

Diagnostisches Vorgehen mit dem VEGAtest-Verfahren

Bei den meisten Patienten mit modernem Lebensstil findet man Störungen des Pankreas und der Gallenwege. Der Praktiker muß wachsam die Möglichkeit schwerer oder kritischer Pankreas- oder Gallenwegstörungen im Auge behalten. Die hierfür meist verwendeten Testfilter sind die folgenden:

- Zincum metallicum D60 für kritisch belastete Organe und Gewebe,
- Phosphorus D32 für das am meisten geschädigte Organ,
- Causticum D400 für den dominanten Störherd.

Diese werden über Pankreas, Gallenwege und andere Organe gefiltert. Im Falle der kritischen Belastung dieser Organe, kann man auch noch folgendes prüfen:

- Intoxikationen (Schwermetalle, Salmonellen, Viren, Pestizide, Chemikalien),
- geopathischer Streß,
- psychosomatische Belastung oder geistige Blockade,
- Narbengewebe oder Adhäsionen,
- Allergien oder Nahrungsmittelüberempfindlichkeiten,
- Enzymmangel,
- weitere Möglichkeiten.

Wenn die zugrundeliegende Ursache hinreichend behandelt wird, wird die Herzstörung sich bessern und Rückfälle können vermieden werden.

Kommentar: Teufelskreis

Einige Kausalketten schließen sich zu einem vollständigen Kreis. Sie können schwer zu behandeln sein. Für eine erfolgreiche Therapie müssen alle Organe oder Störherde in diesem Kreis behandelt werden (s. Abb. 11).

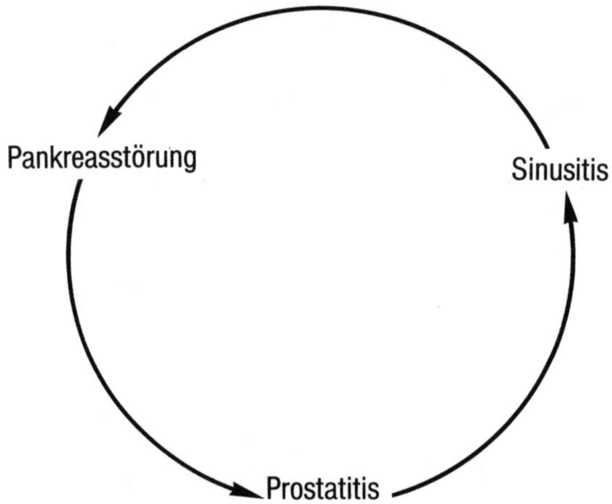

Abb. 11: Teufelskreis (Circulus vitiosus)

Wenn man den Teufelskreis betrachtet, wird man an die Regel der „Fünf Phasen" denken. Die Regel der fünf Phasen behandelt ein System von Entsprechungen und Mustern, welche Dinge und Ereignisse in sich zusammenfassen, insbesondere im Hinblick auf deren Dynamik [9]. Das Nan Ching-System der fünf Elemente hat zum Hauptinhalt das Aufbauen und Überwachen von Kreisläufen und eine Reihe von makrokosmischen Entsprechungen, welche sich auf beobachtbare Ereignisse und Erscheinungen beziehen. Die beherrschenden Prinzipien dieser Wechselbeziehungen haben sich von großem praktischem Wert gezeigt. Durch ihre Anwendung sind wir in der Lage, die energetischen Muster und Wechselwirkungen im menschlichen Körper wahrzunehmen und wiederherzustellen [10]. Siehe Abb. 13 – 17 „Die fünf Elemente und Jahreszeiten". Die Erschaffung, der Generationszyklus, der Kontrollzyklus, die den fünf Elementen zugeordneten Farben, Geschmäcker und Emotionen.

Professor Ted Kaptchuk, ein bekannter Autor und Gelehrter in traditioneller chinesischer Medizin und seit 1978 mein Freund, beschreibt in seinem Buch "The Web That Has No Weaver" in eleganter Form die Fünf Phasen. Näher betrachtet ist jede Phase ein Symbol, welches eine Kategorie von zusammenhängenden Funktionen und Qualitäten beschreibt. Die Phase, die man Holz nennt, hängt mit Funktionen zusammen, die sich in einer Wachstumsphase befinden. Feuer bezeichnet Funktionen, welche ein Maximum an Aktivität erreicht haben und im Begriffe sind, in eine ruhende oder absteigende Phase einzutreten. Metall bezeichnet Funktionen in einer absteigenden Phase. Wasser steht

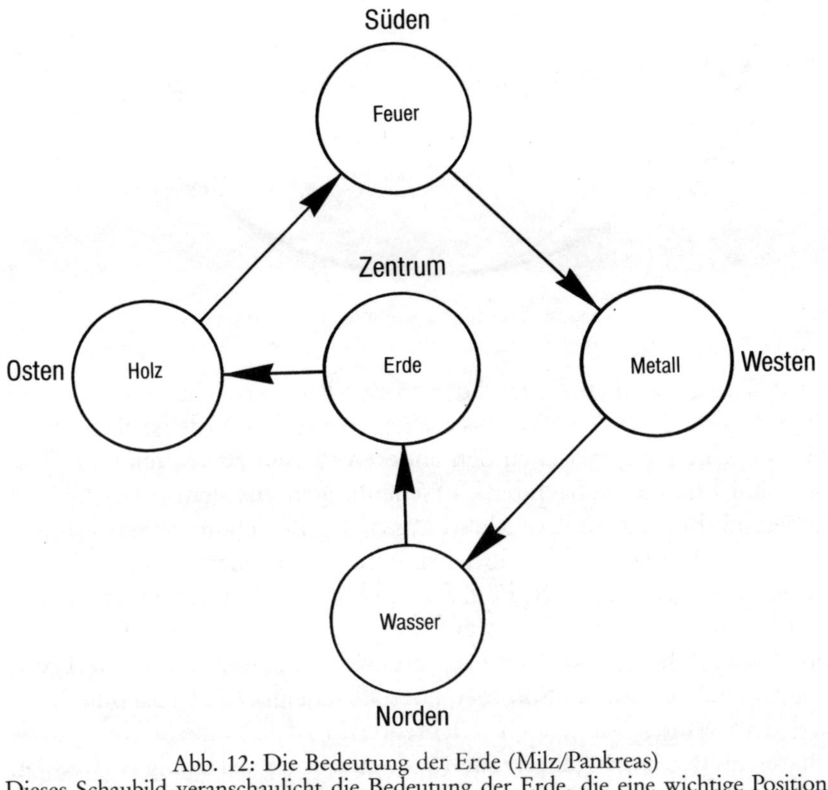

Abb. 12: Die Bedeutung der Erde (Milz/Pankreas)
Dieses Schaubild veranschaulicht die Bedeutung der Erde, die eine wichtige Position in der Mitte innehält. Die Erde ist stellvertretend für Milz, Magen und Pankreas. Alles wird von der Erde ernährt. (Übernommen aus dem Nan-Ching)

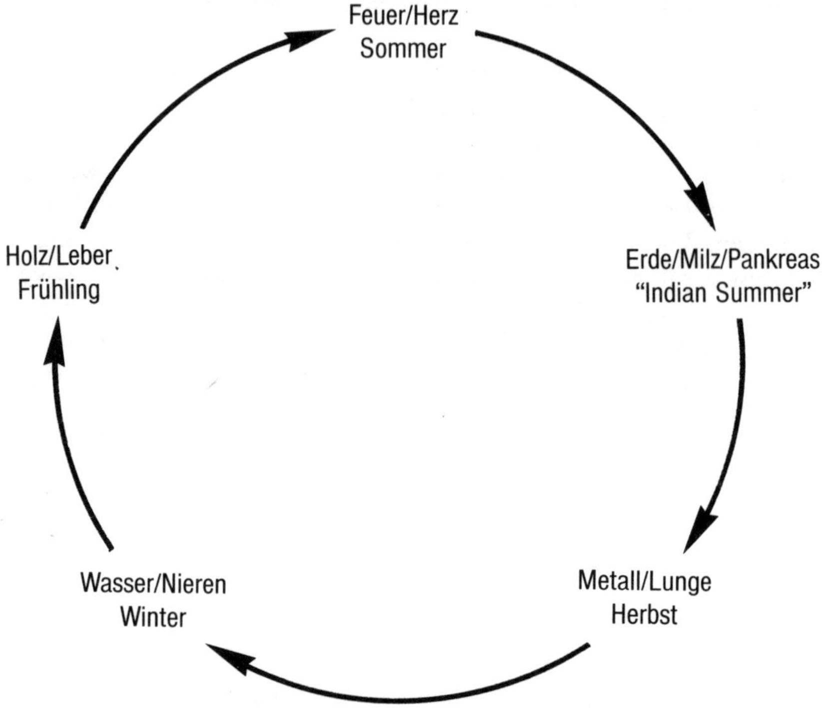

Abb. 13: Die fünf Elemente: Jahreszeiten

für Abläufe, die einen Zustand der großen Ruhe erreicht haben, und im Begriffe sind, in eine aktive Phase einzutreten. Die Erde ist als Symbol für den Übergang zwischen den anderen Phasen zu verstehen. Indem die Fünf Phasen beobachtbare Erscheinungen aus dem menschlichen Leben mit Bildern aus dem Makrokosmos in Beziehung setzen, erfüllen sie eine ähnliche Funktion wie die „Elemente” in anderen medizinischen Vorstellungsgebäuden. Die Fünf Phasen können verwendet werden, um den Wechsel der Jahreszeiten auf der Ebene biologischen Wachstums und biologischer Entwicklung zu beschreiben. „Holz” entspricht Frühling, „Feuer” entspricht Sommer, „Metall” entspricht Herbst und „Wasser” dem Winter. Was jedoch bedeutet das? Erde könnte die Übergangsphasen zwischen den Jahreszeiten bedeuten und wird häufig verwendet, um den “Indian Summer” zu beschreiben. Diese Zusammenhänge sind als die „Regel der gegenseitigen Erschaffung der Fünf Phasen” bekannt.

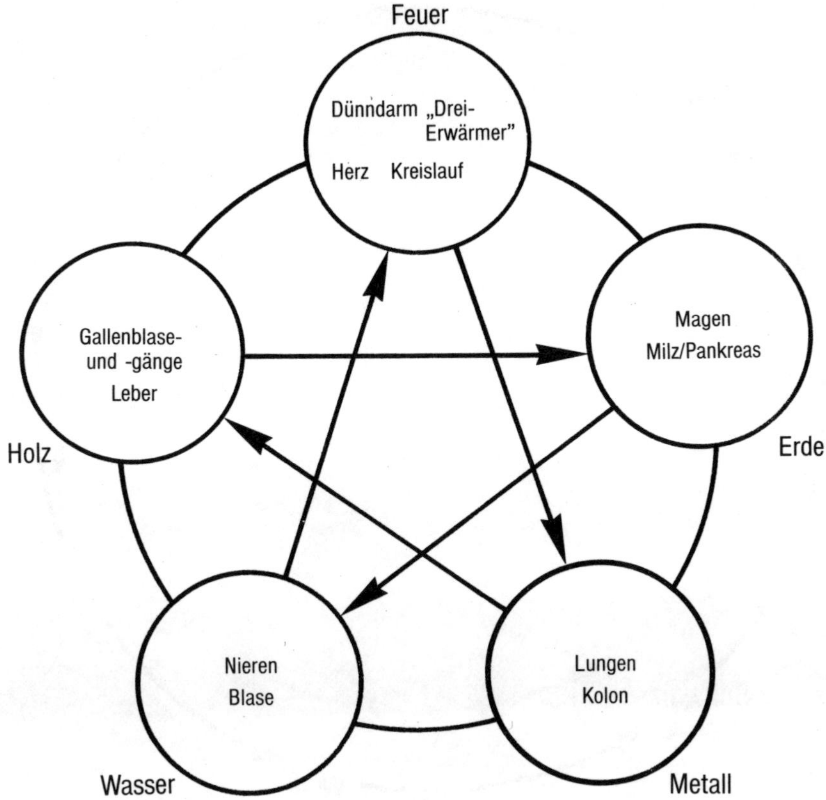

Abb. 14: Die fünf Elemente:
Produktions- und Generationskreislauf, Kontrollkreislauf

Sie beschreiben, wie die Fünf Phasen im typischen Wechsel der Jahreszeiten auseinander hervorgehen und wechselseitig aufeinander wirken. Es gibt sechsunddreißig mathematische Möglichkeiten, wie man die Fünf Phasen anordnen kann, aber nur wenige davon werden tatsächlich entweder in der Medizin oder anderen Disziplinen verwendet.

Eine andere Folge ist als die Anordnung der gegenseitigen Kontrolle oder Überwachung bekannt. In dieser Anordnung, so sagt man, überwacht oder kontrolliert jede Phase die auf sie folgende. Diese Reihenfolge, wie auch die Reihenfolge der gegenseitigen Erschaffung, beschreibt in der Natur auftretende Erscheinungen und stellt sicher, daß die Anordnung der gegenseitigen Erschaffung nicht durch Über-

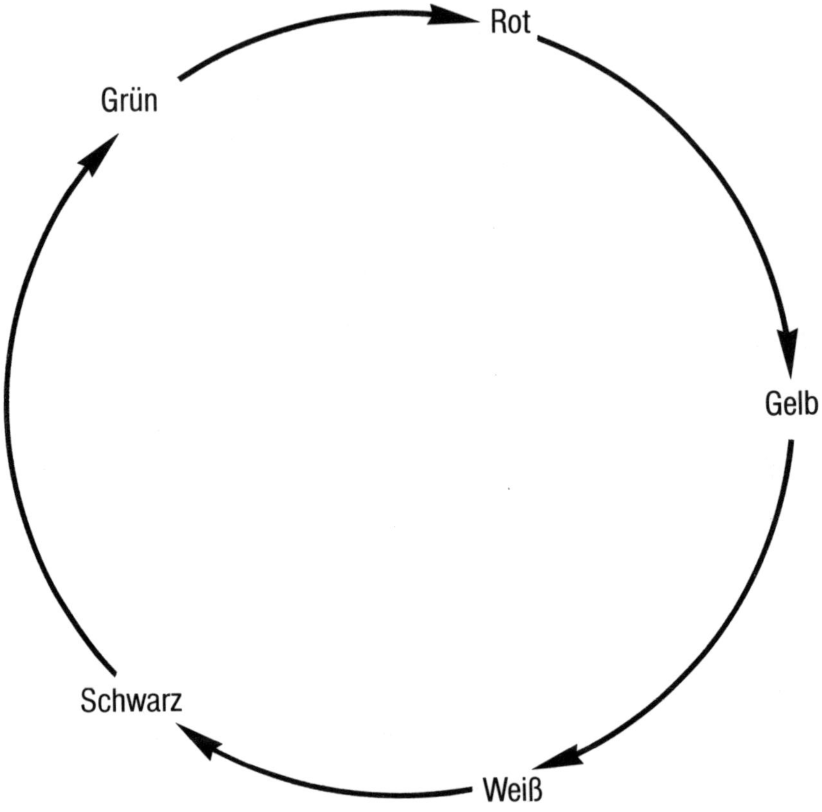

Abb. 15: Die Fünf Elemente: Farben

produktion Ungleichgewicht verursacht. Eine Disharmonie innerhalb der Reihenfolge der gegenseitigen Kontrolle mag bedeuten, daß ein Organ übermäßige Kontrolle auf ein von ihm reguliertes Organ ausübt. Dies würde zu einem Mangelzustand im regulierten Organ führen. Oder das Organ, das reguliert werden sollte, wird zum regulierenden Organ. Andere Situationen können auftreten, aber diese beiden sind die wahrscheinlichsten. Die erstgenannte Störung ist als „Beleidigungs-Zyklus", die letztere als „Erniedrigungs-Zyklus" bekannt [11].

Die Milz (der Pankreas) wird in den Fünf Phasen als „Erde" symbolisiert. Die Erde kontrolliert die Nieren und die Blase, die als Wasser

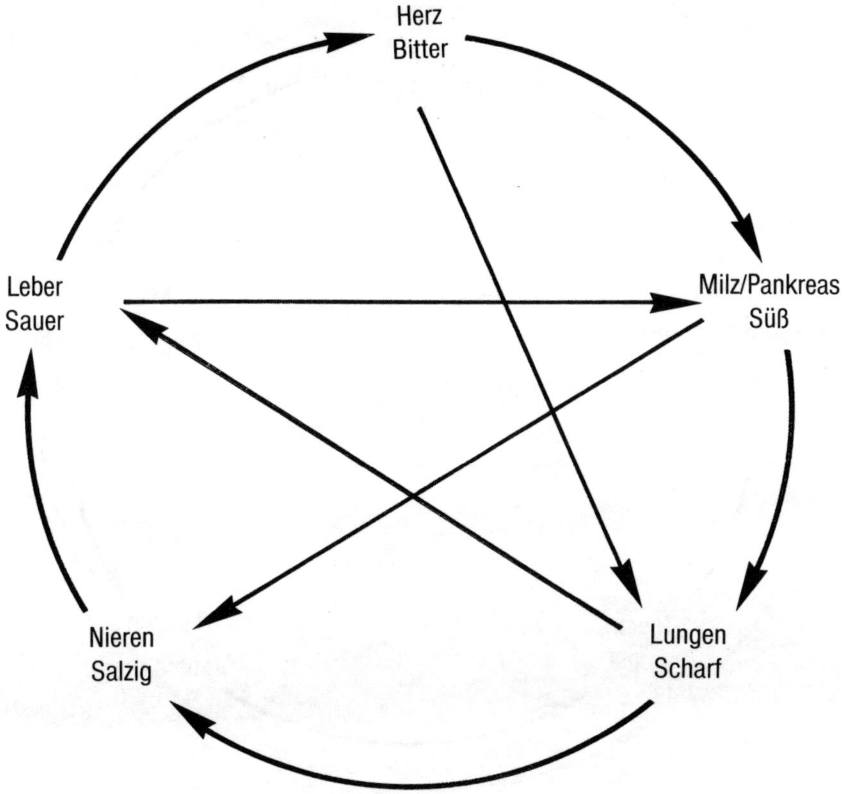

Abb. 16: Die Fünf Elemente: Geschmäcker

symbolisiert werden. Die Nieren sind laut der traditionellen chinesischen Medizin für die Kontrolle des reproduktiven Systems zuständig. Ein Mangel an Nieren-Yang kann zu einer Reihe von sexuellen Störungen führen, einschließlich Prostatitis.

Die Lunge und der Dickdarm werden durch das „Metall" symbolisiert. Wenn eine Disharmonie in der Lunge besteht, können Nase und Nebenhöhlen entweder verstopfen oder zu laufen beginnen. Wenn ein chronischer Mangel an Chi in der Milz oder den Nieren besteht, kann ein zuviel an Feuchtigkeit (Mucus) im Körper sein. Der Patient kann einen Husten, Asthma, Bronchitis oder eine hartnäckige Sinusitis haben.

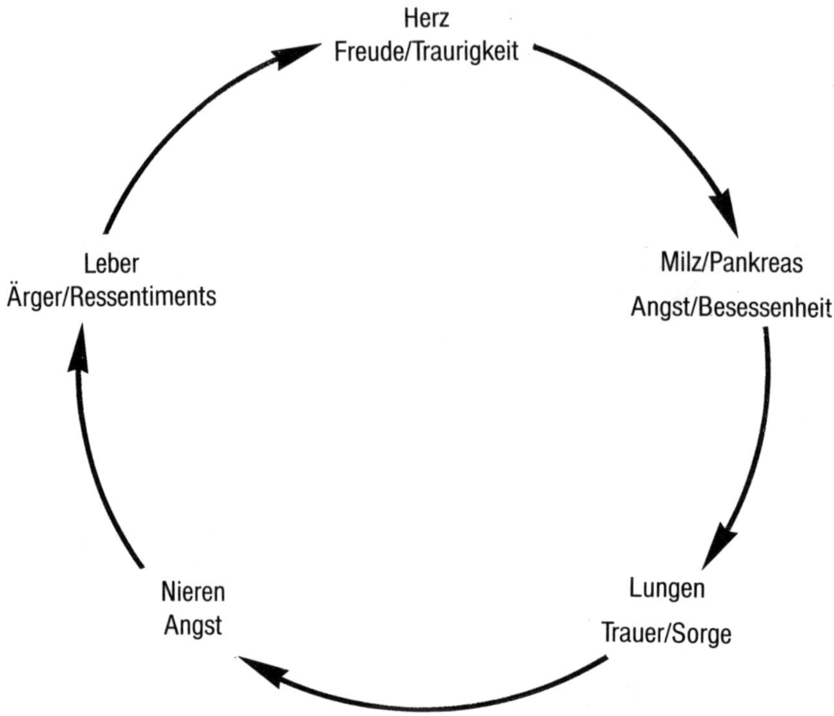

Abb. 17: Die Fünf Elemente: Emotionen

Der Verlauf des Herz-Meridians

Ein innerer Ast steigt vom Herzen auf und verläuft entlang der Kehle aufwärts und zum Auge. Ein anderer Ast steigt vom Herzen ab, durch das Zwerchfell und verbindet sich mit seinem angekoppelten Organ, dem Dünndarm. Der dritte Ast verläuft quer vom Herzen aus durch die Lungen, steigt dann auf und verläuft über die Axillarfalte in den Arm und Unterarm, um in He 9, Shaochong zu enden.

Tab. 1: Die Entsprechungen der Fünf Phasen

	Holz	**Feuer**	**Erde**	**Metall**	**Wasser**
Richtung	Osten	Süden	Mitte	Westen	Norden
Farbe	blau, grün	rot	gelb	weiß	schwarz
Klima	windig	heiß	feucht	trocken	Kälte
Menschl.Laut	rufen	lachen	singen	weinen	stöhnen
Emotion	Ärger	Freude	nachdenklich	Trauer	Furcht
Geschmack	sauer	bitter	süß	scharf	salzig
Yin-Organ	Leber	Herz	Milz	Lungen	Nieren
Yang-Organ	Gallenblase	Dünndarm	Magen	Dickdarm	Blase
Öffnung	Auge	Zunge	Mund	Nase	Ohren
Gewebe	Sehnen	Blutgefäße	Fleisch	Haut	Knochen
Geruch	nach Ziege	verbrannt	aromatisch	ranzig	faulig

Der Verlauf des Perikard-Meridians

Der Akupunktur-Meridian des Perikards beginnt im Thorax, wo die Verbindung zu seinem benennenden Organ besteht. Der Perikard-Akupunktur-Meridian verläuft abwärts durch das Zwerchfell in das Abdomen und verbindet sich dort mit dem oberen, dem mittleren und dem unteren Erwärmer. Einer seiner inneren Äste durchquert den Thorax und erscheint im Bereich der Rippen an der Körperoberfläche. Der Meridian steigt dann auf und verläuft über die Achselhöhle abwärts entlang dem medialen Aspekt des Oberarmes zum Unterarm, wo er zwischen den Sehnen der Muskeln m.palmaris longus und m. flexor carpi radialis zur Handoberfläche verläuft. Er verläuft dann entlang dem Mittelfinger bis zur Fingerspitze, wo er auf den Punkt Pe 9, Zhongchong, trifft. Ein kleiner Ast spaltet sich in Pe 8, Laogong, ab. Er verbindet sich mit dem Drei-Erwärmer-Akupunktur-Meridian am Ende des Ringfingers.

Der Su-Wen sagt: „Das Perikard ist der Minister des Herzens und das Tor zur Freude und Glück". *Manfred Porket* übersetzt das Perikard als den „offiziellen Botschafter des Herzens" und der Klassiker sagt: „Das Perikard ist die Schloßburg des Herzens". Da das Herz König aller Organe ist, darf man nicht Böses an es heranlassen. Daher liegt es am Perikard, wenn das Herz schaden nimmt [12].

Den Fünf Elementen nach, sind Herz und Perikard durch das gleiche Element miteinander verbunden, nämlich Feuer. Das Perikard schirmt das Herz von krankmachenden äußeren Einflüssen ab, insbesondere Emotionen, Trauer und Schrecken. Energetisch gesehen ist das Perikard die vorderste Verteidigungsfront des Herzens gegen schädliche Emotionen. Meridiankomplex Nr. 10 (Kern-Pharma) entspricht dem Perikard-Akupunktur-Meridian. Der Autor hat festgestellt, daß man ihn zur Harmonisierung des Shen-Geistes verwenden kann, und er wird bei allen Magenerkrankungen angewendet. Er ist auch bei folgenden Symptomen gewinnbringend:

Unglücklichsein, Mangel an Freude, Stimmverlust, Delirium und Fieber, Schwummrigkeit, Kreislaufprobleme, Fehlfunktion des Herzens, Angina Pectoris, Völlegefühl in der Brust, Rastlosigkeit, Manische Zustände, Spasmen und Kontrakturen des Ellenbogens, Hypertonie, periphere Durchblutungsstörungen, Raynaud-Syndrom und Schmerzen entlang dem Meridianverlauf.

Kausalkette der Symptome von Herz- und Perikardiumerkrankungen

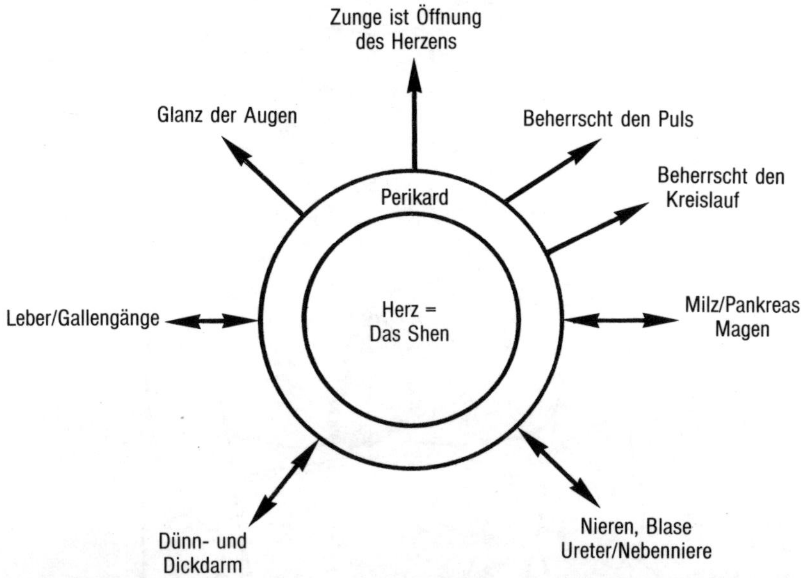

Hinweis: Alle inneren Organe werden von Störungen des Herzens beeinflußt

Abb. 18: Kausalkette des Herzens

1. Alle Herz- und Parikarderkrankungen,
2. Emotionale Störungen,
3. Schlaflosigkeit und übermäßiges Träumen,
4. Rastlosigkeit,
5. Vergeßlichkeit,
6. Zittern und Tremor,
7. Delirium, Hysterie und Geisteskrankheit,
8. Selbstgespräche,
9. Stimmverlust,
10. Störungen der Zunge:
    a) Enzündung,
    b) Schwellung,
    c) Schmerz,
    d) Geschwüre oder Knötchen an der Zungenspitze,

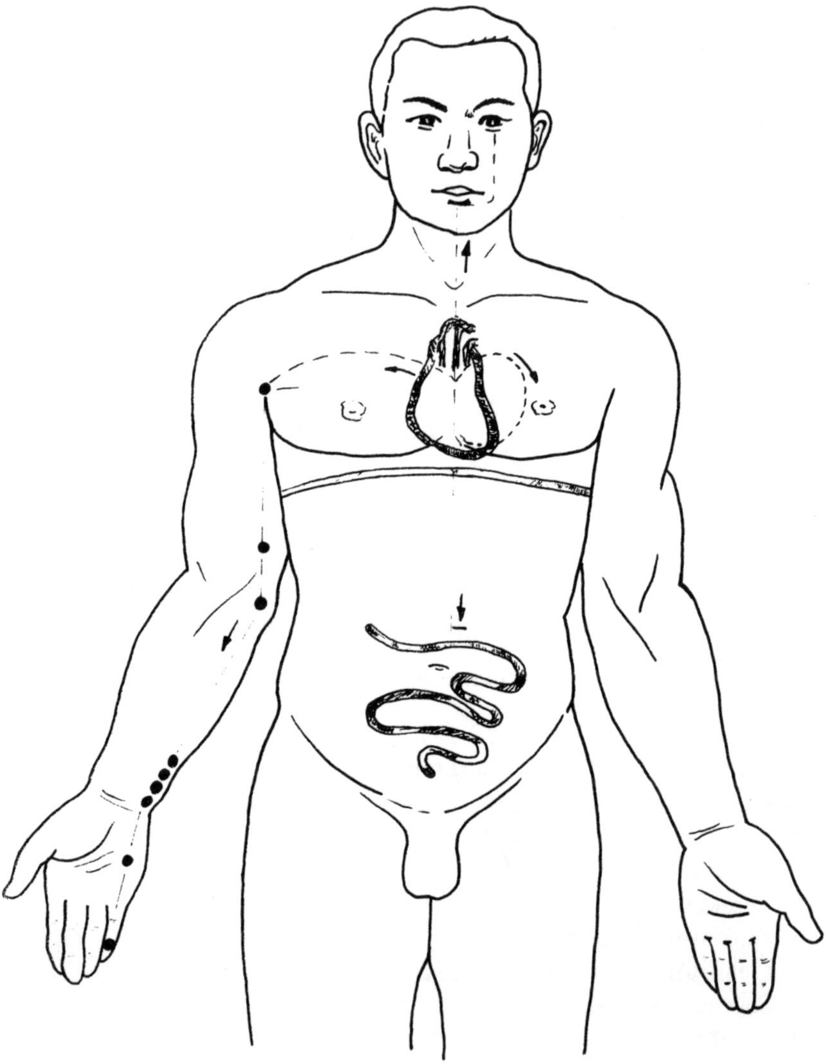

Abb. 19: Der Herz-Meridian des Hand-Shaoyin

11. Durst und trockene Kehle,
12. Schmerz im Thorax, in der Axilla und entlang dem Meridianverlauf,
13. Hitzegefühl und Schwitzen der Handflächen.

Kommentar: Herz und Perikard

Eine energetische oder pathologische Störung des Herzens kann sich als Schmerz entlang dem Verlauf des Akupunktur-Meridians des Herzens oder seiner inneren Äste zeigen, siehe Abb. 19 Herz-Akupunktur-Meridian.

Das Herz erfüllt die Rolle des souveränen Herrschers, von dem richtungsweisender Einfluß und klare Einsicht ausgehen. Er ist die höchste Kontrollinstanz, die die Vorgänge in Körper, Geist und Seele übersieht [13].

Im Herz wohnt „Shen", der Geist. Das Herz ist die Grundlage des Lebens und das „Zuhause" des Geistes. Alles Bewußtsein und jeder Gedanke gehören zum Herz, und der Körper ist dem Herzen unterworfen wie ein Land seinem König [14]. Wenn das Herz von Emotionen geplagt ist, besonders von Trauer, können alle dem Herz unterworfenen Organe betroffen sein. Die Klassiker sagen, daß, wenn der Meister glänzend ist, seine Untertanen in Frieden sind. Wenn der Meister gestört ist, dann sind die zwölf Minister in Gefahr. Wenn jedes Organ richtig funktioniert, funktioniert auch das Herz richtig, wenn aber die anderen Organe in Unordnung sind, kann das Herz krank sein [15]. Diese Art und Weise, Krankheit zu betrachten, ist das Wesentliche an Dr. Schimmels Kausalketten, nämlich, daß Krankheiten nicht in Isolierung existieren, sondern Teil eines Gefüges von Ursachen und Wirkungen sind. Das Shen belebt Körper und Geist und ist die treibende Kraft der Persönlichkeit. Jing, Chi und Shen bilden zusammen den San-Bao, oder die „Drei Kostbarkeiten". Dieser Begriff von Shen impliziert eine materielle Seite des Shen, die dem westlichen „Geist" fremd ist. In der traditionellen chinesischen Medizin ist Shen ein dem Körper eingegliederter Teil und kein von ihm abgetrenntes Wesen [16].

Das Perikard ist auch der Vollstrecker der Befehle des Herzens. Diese Befehle gehen vom Geiste, welcher im Herzen wohnt, aus und können daher als die Neigungen und Wünsche des wahren Selbst aufgefaßt werden. Wenn das Herz rein und stark ist, folgt das Perikard den Befehlen des Geistes und daraus entsteht eine dynamische Lebensweise, frei von Reue. Wenn der Geist schwach ist, wird das Perikard von Emotionen und Launen beherrscht, und die wahren Bestrebungen werden von den Forderungen des Körpers überdeckt. Das klinische Bild eines solchen Zustandes ist das eines Patienten, der ständig nach Aufregung und Neuem verlangt; dies aber befriedigt das Herz nicht und der Patient ist reizbar und depressiv.

Weil die Emotionen nicht in der ihnen angemessenen Beziehung zum Herzen stehen, kämpfen sie gegenseitig um Übergewicht, und dieser Kampf beeinträchtigt schließlich die Organe, und Krankheit schließt sich an. Unrichtiges Denken, welches Egoismus fördert, ein sich Abwenden von der instinktiven Weisheit des Herzens, verursacht diesen anfänglichen Zustand des Ungleichgewichts [17].

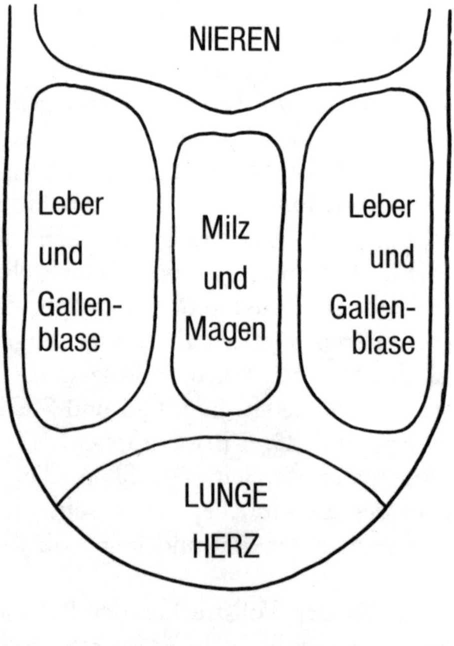

Abb. 20: Blick auf die Zunge

Das Herz beherrscht den Puls und die Blutzirkulation. Wenn das Herz voller Blut ist, ist der Puls regelmäßig. Wenn das Herz das Blut nicht richtig transportiert, ist das Gesicht blaß. Die Zunge ist der Sproß des Herzens. Wenn im Herz übermäßige Hitze ist, ist die Zungenspitze rot. Auch können sich Knötchen oder Geschwüre an der Zungenspitze bilden, sie kann schmerzhaft, geschwollen und starr sein.

Das Su Wen sagt, die Energie des Herzens geht in die Zunge. Wenn das Herz gesund ist, kann die Zunge fünf Geschmacksrichtungen unterscheiden. Wann immer irgendein inneres Organ erkrankt ist, zeigt sich dies ebenfalls oft an der Zunge. Die Zunge ist wie eine Übersichtskarte der inneren Organe; viele Krankheiten können durch Betrachten der Zunge diagnostiziert werden (siehe Abb. 20, Zungendiagramm). Die Zungenspitze gehört zum Herzen. Hinter dem Gebiet des Herzens liegt ein Gebiet, daß zur Lunge gehört. Die Mitte der Zunge gehört zu Milz und Magen. Die Seiten der Zunge gehören zu Leber und Gallenblase. Die Zungenwurzel gehört zu den Nieren [18].

Das Syndrom des gebrochenen Herzens

Der Autor hat in seiner Praxis in den letzten zehn Jahren viele Patienten gesehen, die unter dem „Syndrom des gebrochenen Herzens" leiden. Die meisten Praktiker sind sich der wichtigen Beziehung des Herzens zu emotionalen Störungen nicht bewußt, es sei denn, sie sind Akupunkteure oder haben chinesische Medizin studiert. Erinnern Sie sich, daß der Geist im Herzen wohnt, und dieser Geist kann durch lange Perioden der Trauer oder ein emotionales Schreckerlebnis verletzt werden. Der Patient kann sich mit folgenden Symptomen zeigen: schwaches Gedächtnis, Schlaflosigkeit, Rastlosigkeit, Verstörung, blasse Gesichtsfarbe und unregelmäßiger, tiefer und schwacher Puls. Der Puls ist im Herzanteil oft winzig, wenn der Patient von schwerem und chronischem, emotionalem Trauma oder von Hysterie betroffen ist.

Akupunktur ist nützlich für die Belebung des Geistes. Wenn der Geist rastlos und verstört ist, wird stets Meditation empfohlen. Mit der Verschreibung von Meridiankomplexen (Kern Pharma) zusammen mit Bach-Blütenessenzen hat der Autor ebenfalls bedeutende Erfolge ge-

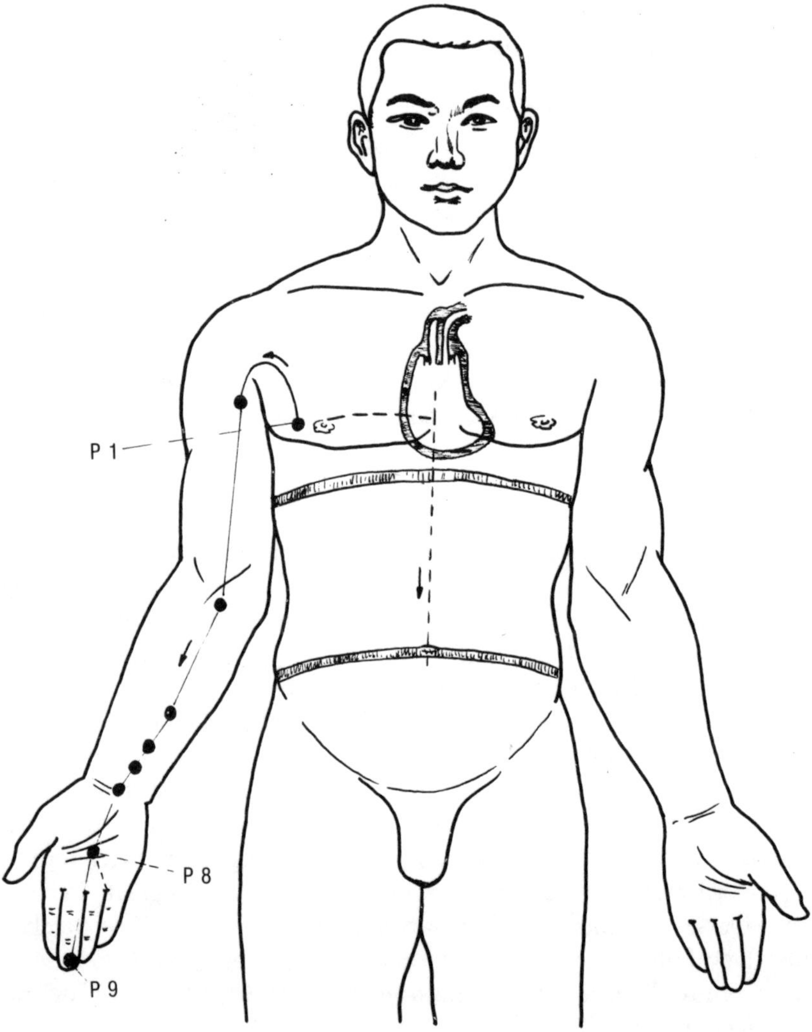

Abb. 21: Perikard-Meridian des Hand-Jueyin

habt. Die Meridiankomplexe (Kern-Pharma) und spezielle Meridian-Komplexkombinationen (Kern-Pharma) können sowohl Toxine auf geistiger Ebene als auch auf physischer Ebene entgiften. Die Erfahrung des Autors hat gezeigt, daß Meridiankomplexe (Kern-Pharma) die den Bach-Blüten innewohnenden Eigenschaften verstärken. Dies liegt an der koppelnden Wirkung der Meridiankomplexe (Kern-Pharma) und speziellen Meridiankomplex-Kombinationen (Kern-Pharma), wenn sie zusammen mit den Blütenessenzen verwendet werden.

Die Bach-Blütenessenzen sind direkt auf die maximal gestörten Organe abgezielt. Die doppelte Reaktion auf die Meridiankomplexe (Kern Pharma) und Bach-Blütenessenzen macht es oft unnötig, hochpotenzierte homöopathische Einzeldosen zu verwenden. Nach der Erfahrung des Autors sind die Bach-Blüten mehr für tägliche Belastung geeignet, währen die "California-Flowers" für die Therapie tiefsitzender, emotionaler Probleme besser geeignet sind. Die optimal effektiven Meridiankomplexe (Kern-Pharma) und Blüten-Essenzen können über das Filtern der Testampulle Hypothalamus D800 (ein sehr empfindlicher Test für emotionale und psychologische Störungen) über die Organampullen aus dem VEGAtest-Satz gefunden werden. Die Organe, die im Test positiv sind, sind Glieder der psychischen Kausalkette, die den Zustand des Patienten bewirkt. Als nächstes entfernen Sie die Testampulle Hypothalamus D800 und ersetzen sie durch Zincum metallicum für das am meisten belastete Organ. Testen sie über jene Organe, die im vorhergehenden Test positiv waren. Wenn der I.-D.-Zeiger zum vorgegebenen Normalwert zurückgeht, war das getestete Organ durch eine emotionale Störung am stärksten belastet. Es belastete den Körper und den Geist in allen „Drei Schichten". Die wirksamsten Heilmittel werden ausgesucht, indem man die Ampulle Hypothalamus D800 zusammen mit den Meridiankomplexen (Kern-Pharma) und ihren speziellen Kombinationen (Kern-Pharma) und entsprechenden Bach-Blütenessenzen in die Testwabe gibt, siehe Tab. 3. „Der Fünf-Elemente-Führer" für Kompatibilität von Meridiankomplexen (Kern Pharma) und Bach-Blütenessenzen. Diese Empfehlungen werden als Leitfaden benutzt und resultieren aus den Jahren eigener Erfahrung mit dem VEGAtest-Verfahren. Sie beinhalten die am häufigsten verwendeten Bach-Blütenessenzen, welche in Harmonie mit den entsprechenden Organen schwingen. Nichtsdestoweniger gibt es auch andere Kombinationsmöglichkeiten, die ebenfalls mit dem VEGAtest-Verfahren ausgetestet werden können.

Tab. 2: Die Meridiane und ihre entsprechenden Meridiankomplexe (Kern Pharma) für einen besseren Überblick

Meridian	**Meridiankomplex (Kern Pharma)**
Dünndarm	Nr. 1
Herz	Nr. 2
Milz/Pankreas	Nr. 3
Magen	Nr. 4
Dickdarm	Nr. 5
Lungen	Nr. 6
Leber	Nr. 7
Gallenblase	Nr. 8
„Drei-Erwärmer"	Nr. 9
Perikard	Nr. 10
Nieren	Nr. 11
Blase	Nr. 12
Gouverneurgefäß	Nr. 13
Konzeptionsgefäß	Nr. 14

Dosieren Sie wie folgt:

1. Meridiankomplexe (Kern Pharma) 2-3x tgl. 5-10 Tr. unter die Zunge, zwischen den Mahlzeiten.
2. Bach-Blütenessenzen: 3-4x tgt. 4-5 Tr. auf nüchternen Magen, zwischen den Mahlzeiten.

Testen Sie immer die Wirksamkeit und Verträglichkeit, und filtern Sie die Heilmittel über den Biologischen Score, um diesen zu vermindern.

Herkömmliche Psychiatrie versucht mit starken gemütsverändernden Mitteln zu sedieren oder Symptome zu maskieren. Psychotherapie ist oft hilfreich, aber sie kann sich über Monate und Jahre hinziehen und behandelt nur einen Aspekt der Störung (den Effekt, den die Störung auf das Gehirn hat, bzw. das Gemüt hat). In der chinesischen Medizin wurde das Gehirn als eines der sonderbaren Organe bezeichnet [19].

Tab. 3: „Fünf Elemente"-Führer zur Kompatibilität von Meridiankomplexen (Kern Pharma) mit Bach-Blüten und -Blütenessenzen

Element	**Organ**	**Emotion**	**Geistige Quelle unter Organ-kontrolle**	**Meridian-komplexe (Kern Pharma)**	**Bach-Blüten und -Blüten-essenzen**
Feuer	Herz	Freude Traurigkeit	Shen	Nr. 2	Bonage, Bleeding Heart
Holz	Leber Gallenblase Gallengänge	Ärger	Seele	Nr. 7	Impatiens
Erde	Milz Pankreas	Mitgefühl Nachdenken überdenken	Ideen	Nr. 3	Heide, Madia Impatiens
Metall	Lungen	Trauer Sorge	Niedriger o. tierischer Geist	Nr. 6	Weiße/Rote Kastanie
Wasser	Nieren	Furcht	Willenskraft	Nr. 11	Aspe Mimulus

Mit einem Computer verglichen, speicherte und leitete es lediglich Informationen fort, hatte aber keine wichtige Funkion inne. Die inneren Organe und Meridiane kontrollierten Körperfunktionen, verschiedene Teile des Körpers und beherrschten die Emotionen.

Die Funktion des Herzens in der traditionellen chinesischen Medizin:

1. Es beherbergt das Shen.
2. Es öffnet die Zunge.
3. Es herrscht über den Puls.
4. Es zeigt sich im Gesicht.
5. Es scheint in den Augen wieder.
6. Es treibt das Blut durch die Adern.

Kommentar zum „Drei-Erwärmer"-Akupunktur-Meridian

Das chinesische Wort für dieses Organ kann als der „dreifache Brenner", der „dreifache Erhitzer" oder der „dreifache Erwärmer" übersetzt werden. Wörtlich bedeutet es „die Drei, die sengen" oder „die Drei, die brennen" [20].

Der Drei-Erwärmer ist das sechste Fu-(Yang)-Organ. Er ist vielleicht das in der chinesischen Medizin am schwierigsten zu verstehende Organ. Der „Drei-Erwärmer" ist Mittelpunkt vieler Kontroversen. Es wird gesagt, er habe einen Namen, aber keine Form. Westliche Mediziner haben versucht, den „Drei-Erwärmer" mit dem endokrinen System oder der Schilddrüse gleichzusetzen. Der Autor glaubt, daß dies aber nur zu mehr Verwirrung bezüglich der Funktion des „Drei-Erwärmers" führen kann. Das endokrine System findet in der traditionellen chinesischen Medizin keine Erwähnung. Es gibt im Westen im Augenblick einen Trend, den energetischen Prinzipien oder Konzepten der traditionellen chinesischen Medizin eine (physische) Form zu verleihen. Ich bezeichne dies als Analyse/Paralyse (etwa: zur Erstarrung führende Entschlüsselung *[Anm. d. Übers.]* z.B. können Wissenschaftler mit der Endorphin/Enkephalin-Theorie erklären, wie Akupunktur auf bestimmte, schmerzassoziierte Syndrome wirkt (man behauptet, Akupunktur stimuliere die Produktion von morphinähnlichen Substanzen im Gehirn). Dies erklärt aber nicht, wie Akupunktur bei nicht-schmerzassoziierten Syndromen wirkt. Die im Gange befindliche wissenschaftliche Forschung ist notwendig zur Entschlüsselung einiger der bis heute ungelösten Rätsel in der traditionellen chinesischen Medizin, obgleich der Verfasser fest glaubt, daß man den Weg zum Verständnis der traditionellen chinesischen Medizin nicht von einem ausschließlich modern-wissenschaftlichen Standpunkt aus finden kann. Was den Drei-Erwärmer angeht, hat er erheblich weiterreichende energetische Wirkung als das endokrine System. Der Drei-Erwärmer wurde erstmals im Nei-Jing als eines der 6 Fu-Organe erwähnt. Später wird im Nan-Jing gesagt, der Drei-Erwärmer habe einen Namen, aber keine Form, oder genauer, daß diese Frage von chinesischen Ärzten diskutiert wurde. Die bis heute in China vorherrschende Ansicht ist, daß eine solche Auseinandersetzung fruchtlos ist, und die beiden Seiten sich niemals versöhnen werden, ganz einfach, weil sie über zwei grundverschiedene Qualitäten des Drei-Erwärmers sprechen [21]. Er wird am besten als der Zusammenhang zwischen verschiedenen Organen, die für den

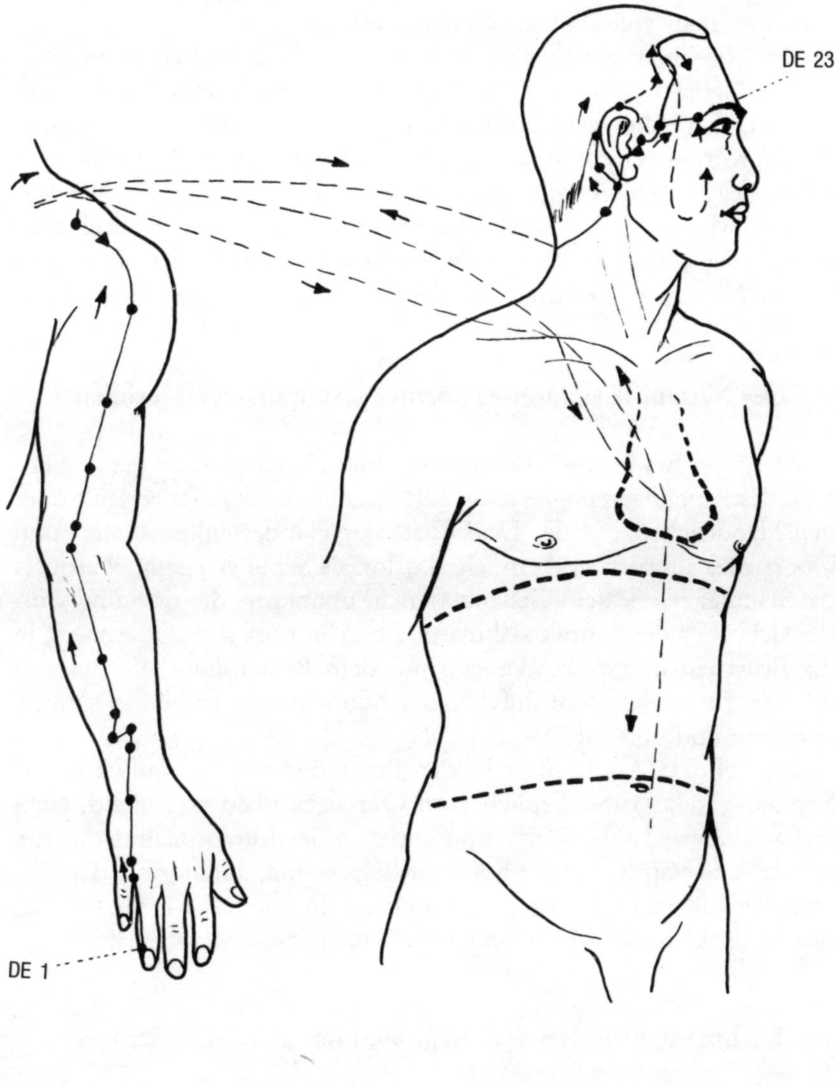

Abb. 22: Der San Jiao-Meridian des Hand-Shao-Yang

Wasserhaushalt verantwortlich sind, verstanden. Dies sind vor allen anderen die Lungen, die Milz und die Nieren, aber auch der Dünndarm und die Blase. Der Drei-Erwärmer existiert nicht außerhalb dieser Organe, sondern ist vielmehr das Bindeglied, welches diese Organe zu einem vollständigen System vereint.

Der Nie-Jing bemerkt weiterhin, daß der obere Erwärmer ein „Nebel" ist. Nebel oder Dunst ist flüchtig, und dies würde traditionell dem in den Lungen verdunstenden Wasser entsprechen, welches später über den ganzen Körper verteilt wird. Der mittlere Erwärmer ist „Schaum", was traditionell als die durchmischende und aufschäumende Tätigkeit von Magen und Milz angesehen wird. Der untere Erwärmer ist eine „Schlammgrube". Seine Aufgabe ist es, unreine Stoffe auszuscheiden. Hier sind primär Nieren, Dünn- und Dickdarm und die Blase gemeint [22].

Der Verlauf des „Drei-Erwärmer"-Akupunktur-Meridians

Der „Drei-Erwärmer"-Akupunktur-Meridian beginnt an der Außenseite des Ringfingerendgliedes in DE 1, Guan Cheng. Er verläuft über den Handrücken, auf der Dorsalseite des Handgelenkes, Unter- und Oberarmes aufwärts und erreicht die dorsale Schulterregion, überquert die Schulter hinter dem Gallenblasen-Akupunktur-Meridian und windet sich über die Supraklavikulargrube. Von dort aus tritt ein Ast in die Brust ein und verbindet sich mit dem Perikardium. Er steigt in direkter Linie weiter ab durch das Abdomen und verbindet oberen, mittleren und unteren Erwärmer.

Der Thorax-Ast beginnt in der Brust und verläuft aufwärts zur Supraklavikulargrube. Seitlich vom Ohr nach oben verlaufend, zieht er dann abwärts zur Wange und endet in der Infraorbitalregion. Ein kurzer Ast entspringt in der Retroaurikularregion, durchdringt das Ohr und das äußere Ende der Augenbraue, trifft auf DE 23, Sizhukong, und stellt dann die Verbindung zum Gallenblasen-Meridian her.

Kommentar zu den drei Regionen des „Drei-Erwärmers"

Der obere Erwärmer

Der obere Erwärmer ist das „Meer der Energie". Störungen, welche die Energie des oberen Erwärmers schädigen, können das Wei Chi schwächen. Das Wei Chi ist eine beschützende Energie, welche den Körper vor äußeren, krankmachenden Einflüssen schützt, am gewöhnlichsten vor äußeren „Wind-Krankheiten" wie z.B. Grippe, andere virale oder bakterielle Erkrankungen. Liegt die Störung im oberen Erwärmer, kann der Patient Störungen vom Tai Yang-Typus haben wie z.B. Fieber und Schüttelfrost, Kopfschmerzen, Halsschmerzen, Husten usw. Wenn die Meridiankomplexe (Kern-Pharma) Nr. 6 und Nr. 9 für Lunge und den Drei-Erwärmer kombiniert werden, kann das Chi im oberen Erwärmer eingestellt und reguliert werden. Geben Sie 5-10 Tropfen 2-3x täglich. Dies entspricht der Wirkung des Akupunkturpunktes Konzeptionsgefäß 17. Testen Sie immer die Wirksamkeit und Verträglichkeit und filtern Sie die Heilmittel über den Biologischen Score, um diesen zu vermindern.

Der mittlere Erwärmer

Störungen des mittleren Erwärmers sind häufig mit Verdauungsbeschwerden verbunden. Die Aufgabe des mittleren Erwärmers ist die Transformation von fester Nahrung und Flüssigkeiten in Nährstoffe. Dies wird durch die Tätigkeit von Magen und Milz erreicht. Der Patient kann Symptome vom Yang Ming-Typ haben: Maldigestion, Verstopfung, Magenschmerzen, abdominale Blähung, Übelkeit, Erbrechen, großen Durst und große Müdigkeit. Diese Symptome können durch Intoxikation mit äußeren pathogenen Faktoren entstehen (INTOX I und INTOX II). Es können zum Beispiel Salmonellen im Bereich des mittleren Erwärmers eine Störung von Pankreas und Galle auslösen. Wenn Meridiankomplexe (Kern-Pharma) Nr. 3 und Nr. 4 kombiniert werden (Milz-Pankreas-Akupunktur-Meridian und Drei-Erwärmer), kann die Kombination die Funktion des mittleren Erwärmers einstellen, harmonisieren und regulieren. Geben Sie 5 Tropfen 2-3mal täglich; geben Sie die Meridiankomplexe (Kern Pharma) immer mit guten homöopathischen Drainagemitteln für Nieren, Leber und Lymph-System. Der mittlere Erwärmer entspricht dem Akupunkturpunkt Konzeptionsgefäß (Ren Mai) 12, KG 12, Zhongwan, dem Vereinigungspunkt der fünf Fu-(Yang)-Organe.

Der untere Erwärmer

Störungen des unteren Erwärmers haben mit der Ausscheidung unreiner Substanzen und der Verdunstung reiner Substanzen zu tun.

Wenn im unteren Erwärmer eine Störung besteht, ist die Krankheit weit in den Körper vorgedrungen. Dies kann die normale Funktion von Leber und Nieren beeinträchtigen. Es kann ebenso dem Blut oder dem Yin schädlich sein. Der Patient kann Symptome vom Tai Yin, Tsiuyin oder Chao-Yin-Typus haben, Störungen, die vor allem Leber und Nieren betreffen. Wenn die Meridiankomplexe (Kern Pharma) Nr. 7 und Nr. 11 (Leber- und Nieren-Meridian) zusammen mit Nr. 9 („Drei-Erwärmer") gegeben werden, kann auf diese Weise der untere Erwärmer eingestellt und reguliert werden. Geben Sie 5-10 Tr. 2-3mal tägl. Testen Sie wie immer die Wirksamkeit und Verträglichkeit und filtern Sie die Heilmittel über den biologischen Punktescore, um diesen zu vermindern. Der untere Erwärmer entspricht dem Akupunkturpunkt Konzeptionsgefäß 4, KG 4 oder Guanyuan.

Der Meridiankomplex (Kern Pharma) Nr. 9 kann angewendet werden, um Störungen entlang dem Verlauf des „Drei-Erwärmers" zu behandeln: Schmerzen im Mittelfinger oder der dorsalen Seite der Hand, Karpaltunnelsyndrom, Tennisellenbogen, Schultersteife und starke Schmerzen entlang Kiefer und Wangen, Tinnitus, Taubheit, Bindehautentzündung, Temporalkopfschmerzen, oft linksseitig, Ödeme, Enuresis und Disuresis. Rechtsseitige Kopfschmerzen hängen eher mit Leber und Galle zusammen.

Mit Gallenblase und Gallengängen assoziierte Symptome und Erkrankungen

1. zerebrale Blutversorgung bei männlichen Patienten
2. Parotitis
3. Mundschleimhautaffektionen, Ulcera im Mund
4. Zahnerkrankungen
5. Tonsillitis
6. Symptome des Temporomandibulargelenkes
7. Krämpfe und Steife in der Halswirbelsäule
8. Pulmonale und bronchiale Erkrankungen
9. Schmerzen in Schulter-, Hand- und Fingergelenk
10. Lebererkrankungen
11. funktionelle Milzerkrankungen
12. Hüftgelenkerkrankungen
13. Erkrankungen des Hüftgelenkes

14. Affektionen der externen Genitalen beim Mann
15. Knie und Fußgelenk
16. Störungen der Pankreasfunktion
17. Dysfunktion des Magens
18. Übersäuerungs-Dysfunktion

Kommentar zur Kausalkette der Gallenblase

Diese Kausalkette beruht auf dem engen Kommunikationsnetzwerk mit dem Leber- und andere assoziierten Akupunktur-Meridianen, s. Abb. 23. Die Kausalkette der Gallenblase.

Leber und Gallenblase sind auf das Engste verbunden. Im allgemeinen wird eine Störung, die eines der beiden Organe betrifft, auch im anderen die Harmonie stören. Mit dem VEGAtest-Verfahren kann man den am meisten gestörten Meridian herausfinden. Die Gallenblase und die Leber werden durch Frustration, Rastlosigkeit, Ärger und Reizbarkeit aus dem Gleichgewicht gebracht. Die Leber ist für das Planen verantwortlich. Die Gallenblase ist für das richtige Urteilen und das Treffen von Entscheidungen im Leben verantwortlich. Die Gallenblase wird als eines der „wundersamen" Organe angesehen, weil sie in ihrer Form – sie ist hohl – einem Yang-Organ gleicht, in ihrer Funktion aber einem Yin-Organ, da sie eine Flüssigkeit enthält. Sie ist wie andere Fu-Organ-Systeme, welche alle in den Prozeß der Nahrungsaufnahme einschließlich Flüssigkeiten, ihrer Umwandlung und der Ausscheidung der Abfallprodukte einbezogen sind. Die Störungen der Gallenblase und der intrahepatischen Gallengänge sind häufig die primären Ursachen vieler chronischer Gesundheitsprobleme, wie z.B. Kopfschmerzen, Migräne, Störungen von Augen und Ohren und der Nasennebenhöhlen. Toxine neigen zur Ansammlung in der Galle; externe, pathogene Substanzen (siehe unten) sind häufige Ursache von Gallengangstörungen.

– Externe Pathogene;
– Schwermetalle;
– Quecksilber-Toxizität;
– Chemikalien, Pestizide, Insektizide und Stoffe aus Lösungsmitteln und der Petrochemie;
– mit Salmonellen verunreinigte Nahrungsmittel;
– Antibiotika, Steroide, Wachstumshormone;

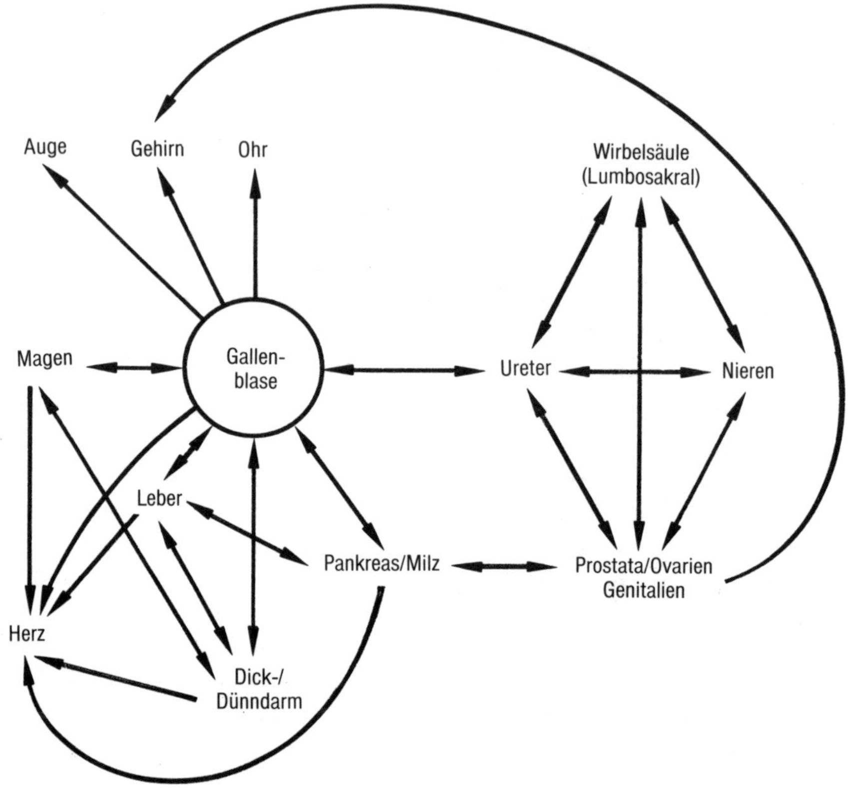

Abb. 23: Die Kausalkette der Gallenblase

– karzinogene Farbstoffe und Färbemittel, Nahrungsmittelzusätze und Konservierungsstoffe;
– Viren: Eppstein-Barr-Virus, CMV, Hepatitis- und Herpesviren usw.

Diät kann eine Hauptrolle für die normale Funktion von Leber und Gallenblase spielen. Alle fettigen Nahrungsmittel sollten vermieden werden, fettes Fleisch und alle Schweinefleischprodukte. Stimulantien wie Kaffee und Alkohol müssen eingeschränkt werden. Wenn der Gallenblasen-Meridian der am meisten gestörte ist, wird am besten mit Meridiankomplex Nr. 8 (Kern-Pharma) behandelt. Dieser Meridiankomplex (Kern-Pharma) ist absolut notwendig, um angesammelte Toxine aus den Gallengängen zu entfernen und das Organ aufzubauen und zu stärken. Sehr häufig folgt einer maximalen Störung von Gallenblase und Leber eine Störung des Pankreas.

Kombinieren Sie die Meridiankomplexe Nr. 8 und Nr. 3 (Kern Pharma) für besseren therapeutischen Erfolg. Verschreiben Sie Meridiankomplex (Kern-Pharma) immer mit guten homöopathischen Drainagemitteln für Nieren, Leber, Darm und Lymphsystem. Dies gewährleistet, daß die Toxine den Körper verlassen und verringert die Gefahr von Entgiftungsreaktionen (Folge der Überschwemmung mit Toxinen [Anm. d. Übers.]).

Der Gallenblasen-Meridian beginnt am äußeren Augenwinkel in Tongziliao, G 1, siehe Abb. 24. „Gallenblasen-Meridian". Zwei Äste des Gallenblasen-Meridians steigen auf, ein Ast steigt lateral zwischen Auge und Ohr aufwärts zum Stirnwinkel, wo er auf G 4, Hanyan, trifft, verläuft dann im Zick-Zack auf der Lateralfläche des Kopfes, um dann hinter dem Ohr wieder abzusteigen zu G 20, Fengchi. Wenn man Dr. Helmut Schimmel's Kausalkette mit den Augen eines Akupunkteurs betrachtet, kann man erkennen, wie ein Ungleichgewicht in der Gallenblase einen Herd im Kopf beeinflussen kann. Richten Sie Ihr Augenmerk auf den Verlauf des Gallenblasen-Meridians, wie dieser durch Augen, Gehirn und Ohren, oder nahe an diesen vorbei verläuft. Vom Fengchi, G 20, hinter den Ohren, steigt der Meridian seitlich am Hals ab, wo er vor dem Sanjiao-Meridian des Hand-Shaoyang verläuft, um am Schulter-Hals-Winkel G 21, Jianjing, zu erreichen. Er steigt weiter ab, über die Supraklavikulargrube, am Thorax entlang abwärts, lateral der mittleren Klavikularlinie und erreicht auf Höhe der fünften Rippe G 23, Zhejin, und auf Höhe der siebten Rippe G 24, Riuye. Er steigt dann der Linie folgend weiter ab zur Hüftregion.

Laut H. Schimmel beeinflußt die Gallenblasen-Kausalkette die Organe im Thorax, Herz, Lungen, Bronchien und Zwerchfell. Wenn Sie den Verlauf des Gallenblasen-Meridians betrachten, wird Ihnen auffallen, daß der Gallenblasen-Meridian zwischen G 21 und G 24, Jianjiao und Riuye und durch diese Thoraxorgane oder in ihrer unmittelbaren Nähe verläuft.

Der zweite Ast zieht innen über die Wange, verläuft durch den Hals und die Brust hindurch zur Leber, dem mit der Gallenblase gepaarten Organ, entsprechend der Regel von Ehemann (Leber) und Ehefrau (Gallenblase). Er tritt dann an der Lateralseite des Abdomens an die

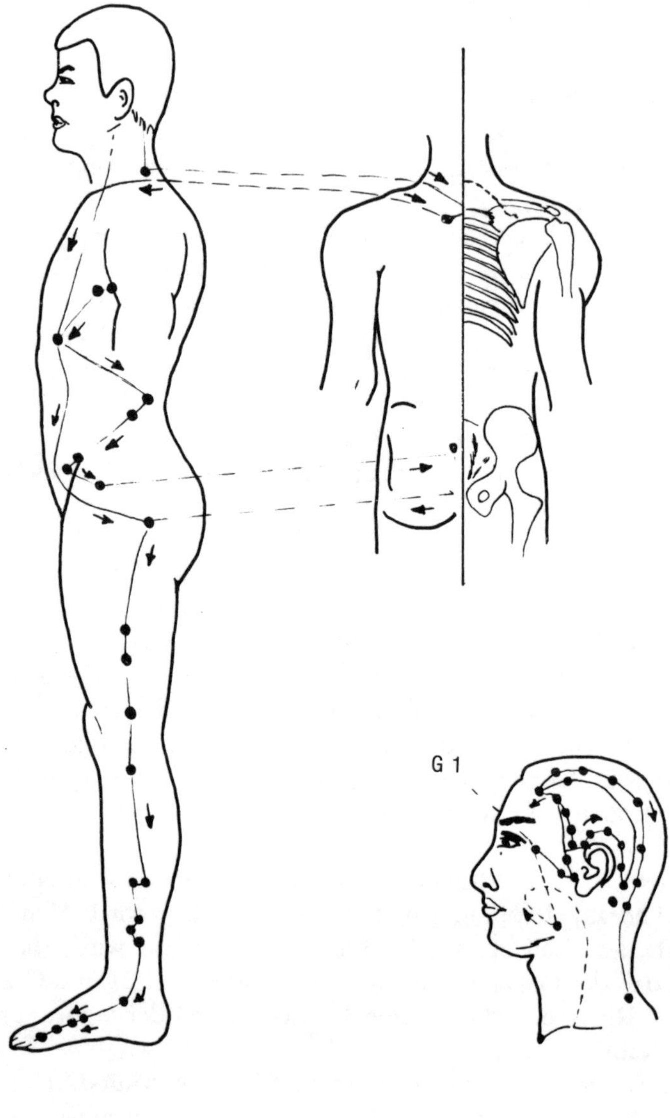

Abb. 24: Gallenblasen-Meridian

Oberfläche und schließt sich dem anderen Meridian-Ast in der Hüftregion in G 30, Huantiao, an. Eine Disharmonie innerhalb der Gallenblasen-Kausalkette betrifft in der Regel auch die anderen Organe im Abdomen, Leber, Gallenblase und Pankreas.

H. Schimmel gibt den Hinweis, daß es eine enge Beziehung zwischen Gallenblase und Nieren gibt. Der Grund dafür kann in der Theorie der Fünf Phasen entdeckt werden. Wenn nämlich der Sohn überaktiv wird (Leber, Gallenblase), dann entzieht er der Mutter (Niere, Blase) Chi-, Energie. Die Nieren und die Blase verhalten sich in diesem Falle zur Leber und Gallenblase wie Mutter und Sohn. Die Nieren kontrollieren das gesamte urogenitale und reproduktive System, so auch Prostata und Ovarien. Sie sind auch das „Meer des Markes", was die Verbindung der Gallenblase zu den Nieren und der lumbosakralen Region und zur Wirbelsäule erklärt [23]. Seien Sie darauf hingewiesen, daß Schimmel die Verbindung der Gallenblase zu Nieren und Ureter über physiologische Zusammenhänge herstellt. Von Huantiao, G 30, siehe Abb. 25, in der Hüftregion, verläuft der Meridian abwärts an der Lateralseite des Oberschenkels zum Knie und weiter abwärts bis zur Überquerung des Fußgelenkes lateral, vor dem Malleolus lateralis. Er überzieht dann den Fußrücken und endet lateral an der vierten Zehe in G 44, Fuß-Qiaoyin. Ein Ast, der von G 41, Fuß-Linqi, ausgeht, verläuft zur Großzehe, um in Le 1, Dadun, die Verbindung zum Leber-Meridian herzustellen.

Im folgenden eine Fallstudie, welche die mögliche Anwendung des computerisierten Segmentelektrogramms und des VEGAtest-Verfahrens veranschaulichen soll. Sie werden feststellen, wie einfach es ist, mit Hilfe des VEGAtest-Verfahrens homöopathische Heilmittel auf die gefundenen Störungen auszurichten.

Fallstudie Nr. 1

Eine weibliche Patientin, 34 Jahre, Gewicht 130 Pfund, Körpergröße ca. 160 cm, keine Operationen, gute Allgemeinerscheinung, aber unter chronischen Migränekopfschmerzen leidend, welche von Sinusitis, Müdigkeit und Verstopfung begleitet werden, wurde mit dem VEGAtest-Verfahren untersucht. Alle Laboruntersuchungen waren normal oder negativ. Ein Computertomogramm, ein Test auf Blutung im unteren Abschnitt des Verdauungstraktes und der Blutdruck (120/80) waren normal bzw. negativ.

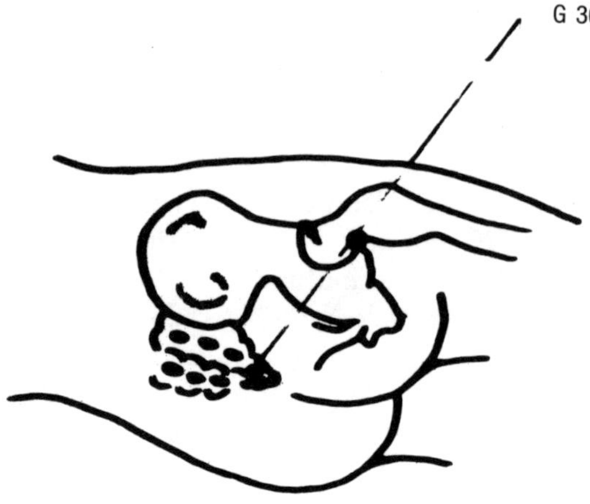

Abb. 25: Störungen im Sakralbereich,
die über den Gallenblasen-Meridian behandelt werden können

Ihre Erfahrungen mit „Komplementärmedizinischen Verfahren", Akupunktur, chinesischer Kräutermedizin, klassischer Homöopathie und Chiropraktik brachten nur vorübergehende Besserung. Die Ergebnisse des Compseg sehen Sie in Abb. 26. Die höchsten lokalen Belastungsfaktoren sind im Abdomen links und im Becken links (beide 48). Der höchste Störfeldfaktor erscheint im Abdomen rechts (100). Dies ist ein Hinweis auf das eigentliche Störfeld oder den dominanten Störherd. Von größter Wichtigkeit ist auch der höchste kombinierte Faktor im Abdomen, rechts (66). Dies ist immer ein Hinweis auf die eigentliche Störung oder den Ausgangspunkt der Kausalkette. Alle Faktoren weisen auf die rechte Abdomenseite, als den Ort der maximalen Störung, hin. Die Erfahrung hat gezeigt, daß in 80 % der Fälle, der mit dem Compseg getesteten Patienten abnormale Werte auf der rechten Abdomenseite eine Dysharmonie der Leber und der intrahepatischen Gallenweg beinhalten. Wenn wir diese energetischen Erscheinungen durch die Augen der klassischen chinesischen Akupunktur sehen, wissen wir, daß Migränekopfschmerzen häufig von energetischen Störungen des Leber- und Gallenblasen-Meridians herrühren (siehe Abb. 24 und 25, Verlauf der Meridiane).

	lokaler Belastungsfaktor	Störfeld faktor	kombinierter Faktor
Kopf links	43	15	43
Kopf rechts	43	65	53
Thorax links	43	0	43
Thorax rechts	42	65	53
Abdomen links	48	65	57
Abdomen rechts	44	100	45
Becken links	45	0	45
Becken rechts	42	30	44

lokaler Belastungsfaktor (gesamt):	48
durchschnittlicher Störfeldfaktor:	42,5
kombinierter Faktor (gesamt):	51,9
lokaler Belastungsfaktor links:	44,7
lokaler Belastungsfaktor rechts:	42,7

durchschnittliches Anfangsprofil:	0,05
durchschnittliches Endprofil:	0,18
Verhältnis End-/Anfangsprofil:	Werte ergeben keinen Sinn! Erster Wert zu niedrig.

Regulationsvermögen

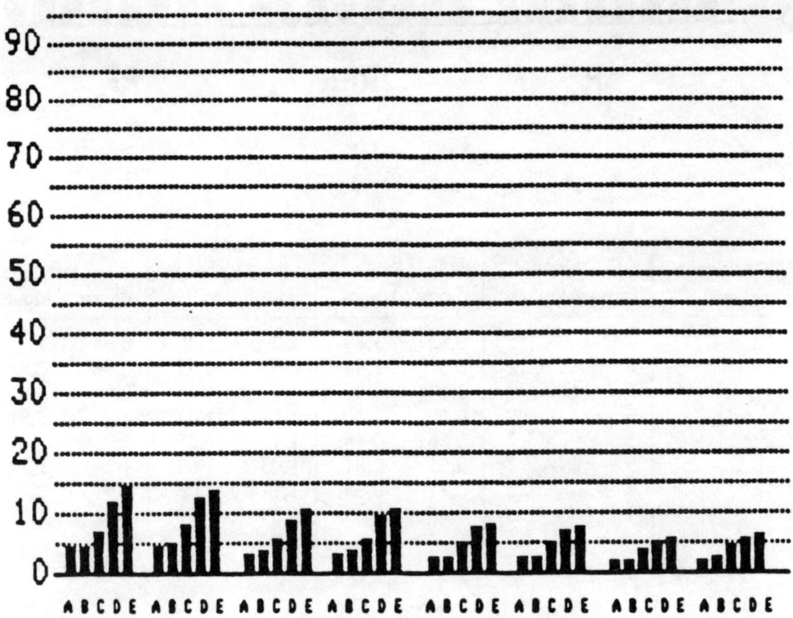

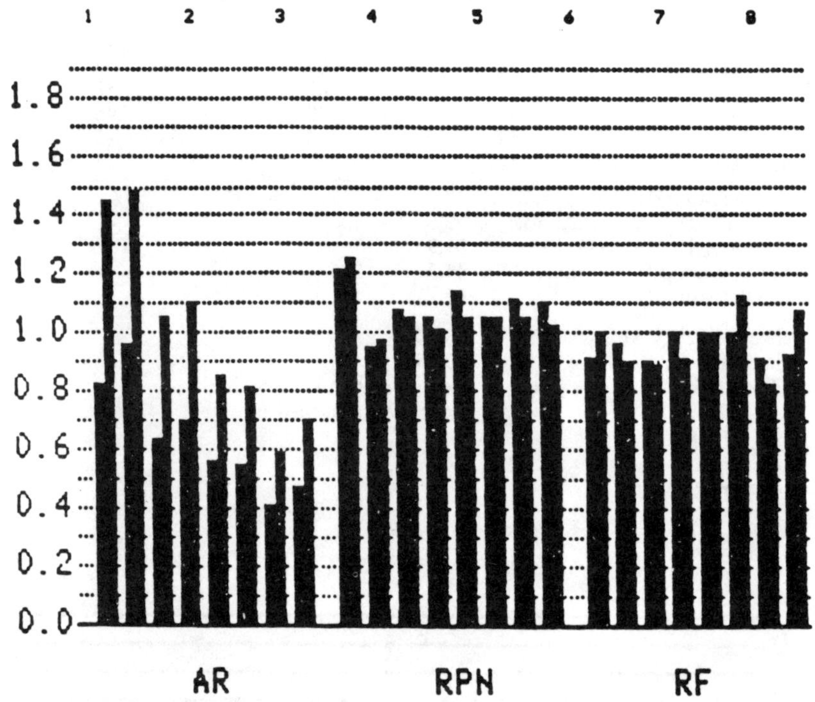

QUADR.	AA davor/danach		AR davor/danach		RPN davor/danach		RF davor/danach	
1	7	12	0,82	1,44	1,2	1,25	0,91	1
2	8	12	0,96	1,48	0,95	0,97	0,96	0,89
3	5	9	0,63	1,05	1,07	1,04	0,9	0,88
4	6	9	0,69	1,1	1,04	1,01	1	0,91
5	5	7	0,56	0,85	1,13	1,05	1	1
6	5	7	0,55	0,81	1,05	1,05	1	1,12
7	4	5	0,41	0,58	1,11	1,05	0,91	0,82
8	4	6	0,47	0,69	1,09	1,02	0,92	1,07

Abb. 26

Der Gallenblasen-Meridian beginnt eine halbe Augenbreite lateral des äußeren Kanthus auf dem os orbitale in G 1, Tongziliao, zieht über die Schläfe zum Ohr und dann um den Kopf herum. Der Leber-Meridian endet in Qimen, Le 14, und sendet innere Äste zu Kopf, Kehle und Augen und, die Stirne überquerend, zur Schädelkuppe. Jede Störung in jedem der beiden Organe kann eine Irritation im Kopf auslösen.

Das Regulationsvermögen

Die Patientin scheint ein relativ gutes Regulationsvermögen zu haben. Dies wird durch die Aufwärtsrichtung der Säulengraphiken in allen Quadranten angezeigt (1-8, A-E). Die Regulationsfähigkeit bedeutet die Fähigkeit der Patientin, zu kompensieren und die Krankheit zu besiegen.

Anmerkung: Wenn hohe Werte in den Störfeldfaktoren und in den kombinierten Faktoren gefunden werden, kann dies ein ernsthaftes Problem anzeigen. Gleichfalls kann immer dann ein ernstes Problem vorliegen, wenn mehr als nur einige wenige hohen Werte im Bereich der Störfeldfaktoren vorliegen.

RPN-Faktoren normal, 1,05 bis 1,20

Eine nervöse Problematik liegt vor, wenn im Kopf links hohe und rechts niedrige RPN-Faktoren vorliegen. Meist liegt dort eine emotionale Labilität vor. Beachten Sie, daß die Säulengraphik für „Kopf links" größer ist als der für „Kopf rechts". Dies ist ein Hinweis auf psychosomatische Störungen oder nervöse Belastungen. Hohe Werte an dieser Stelle können ebenso ein Zeichen von chronischer Sinusitis und zerebralen Durchblutungsstörungen sein.

Regulationsstarre zeigt sich in der Säulengraphik des sechsten Quadranten. „Abdomen rechts" ist vor Belastung und nach Belastung 1,05. Dies ist eine weitere Bestätigung einer Blockade von Chi in der Leber und den Gallengängen. Psychischer Stress, Ärger und Frustration haben den normalen Fluß der Energie in diesen beiden Meridianen behindert.

RF-Faktoren: Normalwerte (0,8 — 1,0)

Alle Werte 1 oder größer sind ein Hinweis auf den eigentlichen Herd oder Störfeld. RF-Faktoren von 1 oder größer im Kopf sind gewöhnlich ein Zeichen für einen Herd in den Nebenhöhlen, den Zähnen oder Gehirn oder einer zerebralen Durchblutungsstörung. In dieser speziellen Auswertung findet sich ein Herd im fünften und im sechsten Quadranten mit einem Wert von 1 und größer. Auch zeigt sich im fünften Quadranten vor der ersten Stimulation Regulationsstarre. Nach der ersten Stimulation weist all dies darauf hin, daß eine energetische Blockade des Chi im Abdomen links (Pankreas) und Abdomen rechts (Gallenblase und Leber) vorliegt.

Zusammenfassung:

Der Ausgangspunkt der Kausalkette und das maximal gestörte Organsystem sind die Gallenwege. Eine Untersuchung mit dem VEGA-test-Verfahren deckte eine toxische Ansammlung von Pestiziden in den Gallengängen auf. Dies wiederum erzeugte eine Störung des Pankreas und irritierte ebenfalls das Zwerchfell. Eine chronische Dysbiose im Dickdarm erwies sich als der dominante Herd und verursachte zusätzliche toxische Belastungen von Leber und Pankreas. Was an dieser speziellen Patientin sehr interessant ist, ist die Gegenwart einer geopathischen Turbulenz. Ein doppeltes Gitternetz kreuzte die Organe im Abdomen. Dies betraf Leber, Gallenblase, Milz und Pankreas.

Aufgrund der bis heute gesammelten Erfahrungen ist Geopathie keine verrückte Idee. Nur der Unwissende kann noch darüber lachen. Geopathische Störfaktoren sollten grundsätzlich in diagnostische und therapeutische Erwägungen einbezogen werden. Nach unserer Auffassung ist die Bewertung einer chronischen Krankheit ohne das Ausschließen geopathischer Störungen nicht länger möglich. Geopathie nimmt die Position einer herdförmigen Störung ein, und ohne deren Ausschließen oder Berücksichtigen müssen die Diagnose und die Therapie chronischer Krankheiten unzureichend bleiben. Dies laut Dr. Schimmel.

Hinweis: Was sind turbulente geopathische Zonen?

Wissenschaftler haben entdeckt, daß über bestimmten Bereichen des Erdbodens (von der Größe von etwa einem Zehntel eines Quadratmeters bis zu einigen Quadratmetern) ohne Schwierigkeiten Änderungen im Magnetfeld der Erde gemessen werden können, ebenso Änderungen der Temperatur, akustische Anomalitäten, Ansammlungen positiver Ionen, Mikrowellen und Unregelmäßigkeiten der kosmischen Strahlungen usw.

Diese geopathischen Zonen können ganz einfach als solche Gebiete definiert werden, die ein gestörtes elektromagnetisches Feld aufweisen, welches durch Strahlung aus der Erde oder auch, wie kürzlich durchgeführte Studien zeigen, durch Strahlung aus von Menschen geschaffenen Quellen entstehen kann.

Z.B. kann eine geopathische Störung über der Region einer großen Mineralerzansammlung oder der Kreuzung unterirdischer Wasseradern gefunden werden. Diese Zonen können mit Kavernen zusammenhängen, mit Verwerfungen, und werden manchmal über Regionen gefunden, die reich an Öl oder Granit sind. Es gibt auch globale Gitternetzlinien, welche in Nord-Süd oder Ost-West-Richtung verlaufen und so die Erde mit einem Netzwerk überziehen. Man kann über bestimmten Kreuzungspunkten, die durch die Überschneidung dieser Linien entstehen, geopathische Einflüsse finden. Geopathie ist dem Fengshui der Chinesen ähnlich. Häufig führen die Chinesen Erfolg oder Mißerfolg weniger auf die Handlungen der Menschen, als vielmehr auf das Wirken geheimnisvoller irdischer Kräfte zurück. Als Fengshui bezeichnet, was wörtlich übersetzt „Wind und Wasser" bedeutet, glaubt man, diese Kräfte seien verantwortlich für die Entscheidungen über Gesundheit, Wohlstand und Glück. Altertümliche Herrscher in China konsultierten Experten des Fengshui, bevor sie große öffentliche Aufgaben in Angriff nahmen oder Krieg führten. Chiang-Kai-Cheks Aufstieg zur Macht wird auf das besonders gute Fengshui des Grabes seiner Mutter zurückgeführt; sein Untergang wird den Kommunisten angelastet, die später das Grab öffneten. Einige behaupten, der frühzeitige Tod des Kung-Fu-Königs Bruce Lee trat ein, weil er in einem Unglück bringenden Haus lebte. (Aus „Fengshui, die chinesische Kunst der Standortwahl", *Sarah Rosenbach, E.P. Dutton,* New York 1983).

Darüberhinaus hatte eine geopathische Turbulenz den Fluß der Energie im Dritten Chakra, dem Plexus Solaris, blockiert. Dies wurde mit dem VEGAtest-Verfahren bestätigt. Cuprum D60 ist das Metall, das dem dritten Chakra entspricht. Als es in die Testwabe gesetzt wurde, ging der Zeiger nach unten. Als nächstes wurde Cuprum D800 gegen Cuprum D60 gefiltert. Der Zeiger kehrte zu seinem normalen, vorgegebenen Weg zurück. Dann wurde Plumbum D800 gegen Cuprum D800 gefiltert. Der Zeiger kehrte zum Normalwert zurück. Das doppelte Gitternetz beeinträchtigte die Patientin in allen drei Schichten. Sie wurde angewiesen, ihr Bett aus der turbulenten Zone zu entfernen.

Eine spezielle Meridiankomplex-Kombination (Kern Pharma) wurde verwendet, um das dritte Chakra zu behandeln. Sie besteht aus den Meridiankomplexen (Kern Pharma) Nr. 3, Nr. 7 und Nr. 8. Als dieses über INTOX I (substantielle Toxine, Pestizid-Exposition) gefiltert wurde, ging der Zeiger auf den Normalwert zurück. Die oben genannten Meridiankomplex-Kombinationen (Kern-Pharma) machen die Therapie mit Nosoden häufig überflüssig. Der Biologische Score wurde dabei ebenfalls von anfänglich 10-12-14 auf 4-6 reduziert, siehe die Ergebnisse des VEGAtest-Verfahrens.

VEGAtest-Ergebnisse

- Biologischer Score: 10-12-14;
- Störung des dritten Chakra (Unfähigkeit, Liebe zu handhaben);
- geopathische Turbulenz, doppeltes Gitternetz;
- Dysbiose (Dickdarm);
- Schicht I (Platinum D200): Problem in der Feinstruktur, Bindegewebe, kürzliche Intoxikation. Patientin braucht Drainagemittel für Nieren und Darm;
- INTOX I = Pestizide, hier in den Gallengängen.

Belastete Organe

- Gallenwege,
- Leber,
- Pankreas,
- Dickdarm,
- Nebenhöhlen,
- Arsenicum album D60, Gallenwege positiv = eigentliches Organproblem und Quelle der Kausalkette,
- Zincum D60, Gallenwege positiv = maximal belastetes Organsystem,
- Phosphorus D32, Pankreas positiv = am meisten geschädigtes Organ,
- Causticum D400, Darm positiv = dominanter Herd,
- Thuja D200, Nebenhöhlen positiv = sekundärer Herd.

Therapieempfehlungen

1. Kombination der Meridiankomplexe (Kern Pharma) Nr. 3, Nr. 7 und Nr. 8, um das dritte Chakra, einzuregulieren und zu harmonisieren. Dies nützt dem Milz-Pankreas-Meridian, dem Leber- und dem Gallenblasen-Meridian. Das dritte Chakra ist die Clearing-Stelle für emotionale Empfindlichkeiten und Belange persönlicher

Stärke [24]. INTOX I wird entgiftet und die Therapie mit Nosoden wird überflüssig.
2. Homöopathische Drainagemittel, in niedriger Potenz, für Leber, Gallenblase, Nieren und Darm.
3. Laktobazillus azidophilus und Bakterium bifidum, um den Darm wieder mit guter Flora zu besiedeln, Dysbiosebehandlung.
4. Bach-Blüten-Essenzen gegen psychischen Stress.

Anmerkung: Alle homöopathischen Heilmittel wurden über die Testampulle Plumbum D800 gefiltert, auf ihre Wirkung und Verträglichkeit getestet und über den Biologischen Score gefiltert, um diesen zu erniedrigen.

Emotionale Eigenschaften der Gallenblase

Die Gallenblase ist der Justizminister und hat die Aufgabe, Entscheidungen zu treffen. Gerechtigkeit in diesem Sinne bedeutet unbeeinflußt und der Wahrheit entsprechend. Wenn die Energie in der Gallenblase frei zirkulieren kann, erzeugt sie Mut und eine großzügige Lebenseinstellung. Der Nei Jing sagt, die Gallenblase beherrscht die Entscheidungen. Daher kann ein Verhalten, daß von Ärger und voreiligen Entscheidungen geprägt ist, Folge eines Zuviel an Gallenblasen-Chi sein. Unentschiedenheit und Schüchternheit können ein Zeichen von Schwäche und Dysharmonie der Gallenblase sein.

Die energetische Funktion der Gallenblase in der traditionellen chinesischen Medizin

Die Leber produziert die Galle und die Gallenblase scheidet sie aus. Die Gallenblase schickt die Galle „abwärts", wo sie unterstützend in den Verdauungsprozeß eingreift [25].

Symptome, die mit der Kausalkette des Pankreas zusammenhängen

1. Schwache Funktion des Pankreas (unzureichende Aufnahme flüssiger und fester Nährstoffe in den Körper, unzureichende Aufnahme von Vitaminen, Mineralien usw. und Verdauungsstörungen);
2. Unzureichende Lymphdrainage (aufgrund der engen Beziehungen zwischen Pankreas und Milz, welche ein Lymphorgan ist);

3. Trigeminusneuralgie;
4. Geschwüre im Mund;
5. Zahnerkrankungen (Periodontitis, alle entzündlichen Erkrankungen des Zahnfleisches und der Schleimhäute im Mund);
6. Sinusitis;
7. Dysfunktion von Schilddrüse und Nebenschilddrüse;
8. Fehlfunktion des Herzens;
9. Lungen- und Bronchialerkrankungen;
10. Erkrankungen der Brust;
11. Fehlfunktionen des Magens (Hypo- oder Hyperazidität);
12. Dysfunktion des Pankreas;
13. Dysbiose von Dünn- und Dickdarm;
14. Störungen der externen Genitalien bei Mann und Frau;
15. Störungen von Prostata, Ovarien, Hoden und Nebenhoden;
16. Störungen in Knie- und Fußgelenken;
17. Fehlfunktionen der Leber;
18. Parostitis;
19. Dysfunktion der Hypophyse;
20. Hauterkrankungen.

Kommentar zur Kausalkette des Pankreas

In der chinesischen Medizin wird das Pankreas nicht erwähnt. Der Autor vermutet jedoch, daß Pankreas und Milz auf das engste verbunden sind. Deshalb sollen Pankreas und Milz im gleichen Atemzug erwähnt werden. Die Milz hat die Aufgabe der Transformation und der Ausrichtung von Energie. Nahrung in unverdauter Form kann vom Körper nicht genutzt werden. Sowohl ihre chemische als auch ihre energetische Struktur muß geändert werden. Diese Essenz der Nahrung wird von der Milz zubereitet und durch den ganzen Körper verteilt. Das Su-Wen sagt: Nahrung gelangt in den Magen, und die Essenz wird ihr entzogen und durch die Milz geleitet. Die Milzenergie verwandelt die Essenz, welche dann zu den Lungen aufsteigt.

Die Milz waltet auch über Magen und Verdauungssäfte. Sie unterscheidet und trennt wertvolle und wertlose Nahrung. Die Nahrung und die Energie für den ganzen Körper werden daher von der Milz kontrolliert. Das ist der Grund, warum die Milz die Bezeichnung der Erde (von ihr geht alle Ernährung aus) und die Position in der Mitte erhält (von ihr ist alles abhängig). Das Su-Wen sagt, die Erde ist die Mutter aller Dinge [26].

Lassen Sie uns zunächst den Verlauf des Milz-Meridians betrachten. Die Verbindung zwischen Pankreas und Milz und anderen Organen (über die Akupunktur-Meridiane von Pankreas, Leber und Magen und deren laterale Verbindungen und innere Äste) bilden ein kompliziertes Netzwerk, das zum besseren Verständnis der Kommunikation zwischen Milz, Pankreas und anderen Organen, Organsystemen und der dazugehörigen Symptomatologie herangezogen werden kann. Der Milz-Meridian beginnt auf der Medialseite der Großzehe in Yinbai, MP 1, siehe Abb. 29, der Milz-Meridian. Er verläuft entlang der Grenzlinie zwischen weißer und roter Haut auf der Medialseite des Fußes und ändert seine Richtung aufwärts vor dem medialen Malleolus in Shangqiu, MP 5, verläuft dann entlang der Rückseite des Schienbeinknochens und trifft auf Sanyinjiao, MP 6, dem Treffpunkt der drei unteren Yin, Milz, Leber und Nieren, direkt hinter der hinteren Schienbeinkante und drei Abstandsmaße (Cun), oberhalb der Spitze des medialen Malleolus. Er kreuzt dann vor dem Leber-Meridian des Fuß-Jueyin, weiter auf der Medialseite des Knies aufsteigend, um auf Yinlinquan, MP 9, und weiter oben auf Xuehai, MP 10, zu treffen, zwei Abstandsmaße oberhalb der Kniescheibenoberkante. Dr. Schimmel hat hier Verbindungen zu Störungen des Abdomens, in Pankreas und Milz, hergestellt, welche die Körperglieder und Extremitäten betreffen. Der Verlauf des Milz-Meridians könnte eine Erklärung dafür liefern, warum Fehlfunktionen im Abdomen, in Milz oder Pankreas Auswirkungen auf die Körperglieder bzw. Extremitäten haben können. Der Chinese könnte hier sagen, daß wenn die Milz ihre Kraft, feste Nahrung und Flüssigkeiten in Nährstoffe zu verwandeln, einbüßt, das Blut, das in den Extremitäten zirkuliert, ohne Nährstoffe ist, und daher die Glieder bzw. Extremitäten müde und schwer werden könnten. Die Kausalketten von Milz und Pankreas müssen zusammen betrachtet werden, weil sie ähnliche energetische Funktionen haben.

Der Milz-Meridian steigt vom Knie aus auf, tritt in MP 12, Chongmen, in das Abdomen ein, oberhalb des lateralen Endes der Leistengrube, lateral der Femoralarterie, auf der oberen Symphsenkante. Er verläuft dann zur Milz (seinem namengebenden Organ) und durch diese hindurch, um die Verbindung zum Magen (seinem verbundenen Organ) herzustellen. Von dort steigt der Milz-Meridian auf, durchzieht das Zwerchfell und folgt dem Oesophagusverlauf nach oben, wo er

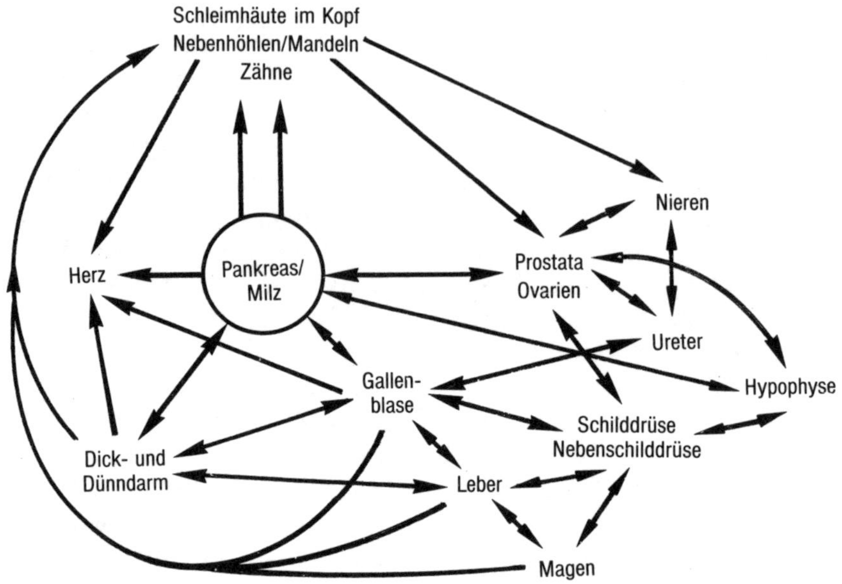

Abb. 27: Kausalkette des Pankreas

den Rachen durchdringt. Er erreicht die Zungenwurzel, wo er das Blut und das Chi verteilt. Ein innerer Ast steigt vom Magen durchs Zwerchfell hindurch auf ins Herz. Dr. Helmut Schimmel spricht vom Pankreas als dem „Herz-Mörder". Erinnern Sie sich, daß kardiale Probleme angemessen behandelt werden können, indem die Meridiane, die über und durch die Brust ziehen, behandelt werden, insbesondere der Milz-Pankreas-Meridian, der Leber- und der Gallenblasen-Meridian. Die Beziehung des Pankreas-Meridians zu Herden im Kopf (Tonsillen), Schilddrüse und Nebenschilddrüse sind ebenfalls von Bedeutung. Der Milz-Meridian verläuft durch diese Körperregion, siehe Abb. 28.

Eine Dysfunktion von Milz und Pankreas kann die Nebenhöhlen nachteilig beeinflussen, siehe Abb. 27. Erkrankungen der Sinus beinhalten häufig auch Dysharmonie im Abdomen, im Pankreas, der Leber, der Gallenblase und den Gallengängen. Die chinesische Medizin lehrt uns, daß die Milz mit dem Magen verbunden ist. Der Magen-Meridian

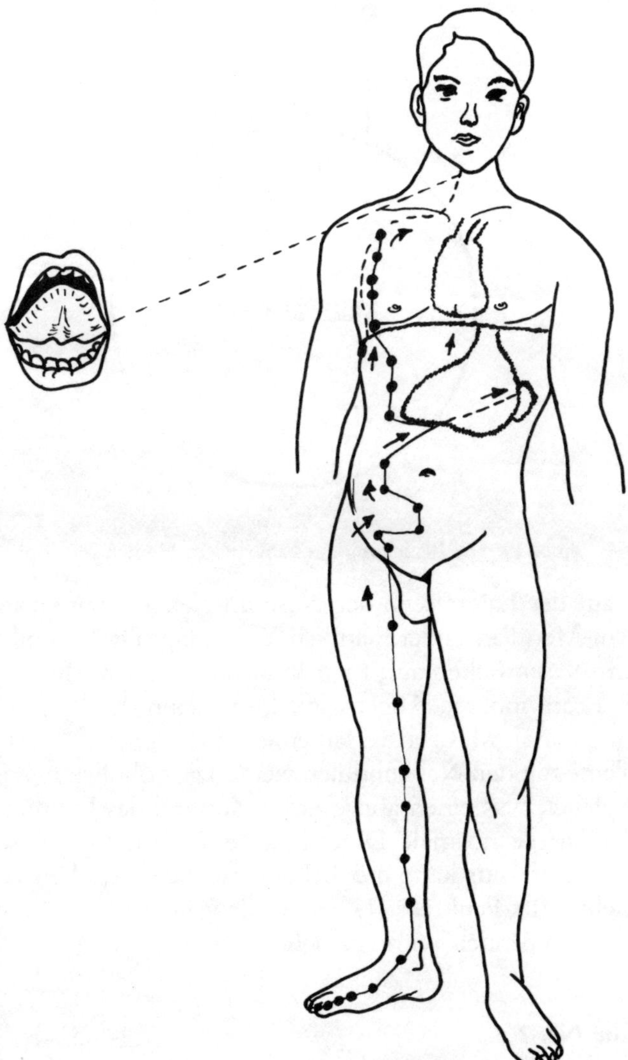

Abb. 28: Der Milz-Pankreas-Meridian

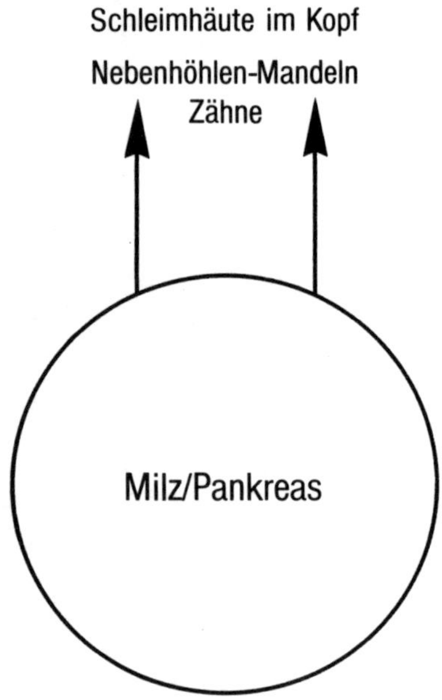

Abb. 29: Die Beziehung des Pankreas zu Herden im Kopf

beginnt auf der Lateralseite der Nase im gleichen Punkt, in dem der Dickdarm-Meridian endet, nämlich Yingxiang, Di 20, und steigt von dort zum Nasenrücken auf. Er trifft auf den Blasen-Meridian in Jingming, B 1, am inneren Augenwinkel, um dann der Nase entlang abwärts zu Chenqi, M 1, zu verlaufen.

Probleme mit den Nebenhöhlen werden gewöhnlich von einer Dysbiose begleitet, was einen abnormalen Zustand des Darmes bedeutet, bei welchem die normale Darmflora gestört ist. Der Zustand einer chronischen Sinusitis kann möglicherweise nicht behoben werden, solange nicht Milz/Pankreas, Leber, Gallengänge und/oder der Darm angemessen behandelt wurden, siehe Abb. 30a.

Fallstudie Nr. 2

Eine einunddreißigjährige Frau, Gewicht 55 kg, Körpergröße 162 cm, guter Allgemeinzustand, hat in der sechsten Schwangerschaftswoche eine Fehlgeburt. Sie hat zwei ältere Kinder und ihre früheren Schwan-

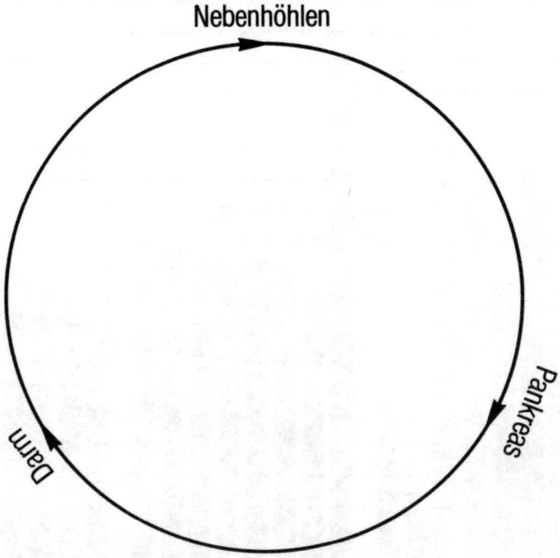

Abb. 30a: Nebenhöhlen, Pankreas und Dysbiose des Darmes

gerschaften verliefen normal. Einige Tage vor der Fehlgeburt hat sie folgende heftige Symptome: Erbrechen, Durchfall, Kreuzschmerzen, plötzliches Klingeln in den Ohren, Fieber und Schüttelfrost. Eine Schwangerschaftsuntersuchung kurz vor dem Auftreten dieser Symptome war unauffällig.

	lokaler Belastungsfaktor	Störfeld faktor	kombinierter Faktor
Kopf links	42	0	42
Kopf rechts	46	0	46
Thorax links	42	0	42
Thorax rechts	47	0	47
Abdomen links	52	100	72
Abdomen rechts	51	100	71
Becken links	47	50	53
Becken rechts	50	30	52

lokaler Belastungsfaktor gesamt:	49
durchschnittlicher Störfeldfaktor:	35
kombinierter Faktor (gesamt):	48,6
lokaler Belastungsfaktor links:	45,7
lokaler Belastungsfaktor rechts:	48,5
durchschnittliches Anfangsprofil:	0,34
durchschnittliches Endprofil:	0,55
Verhältnis End-/Anfangsprofil:	1,27

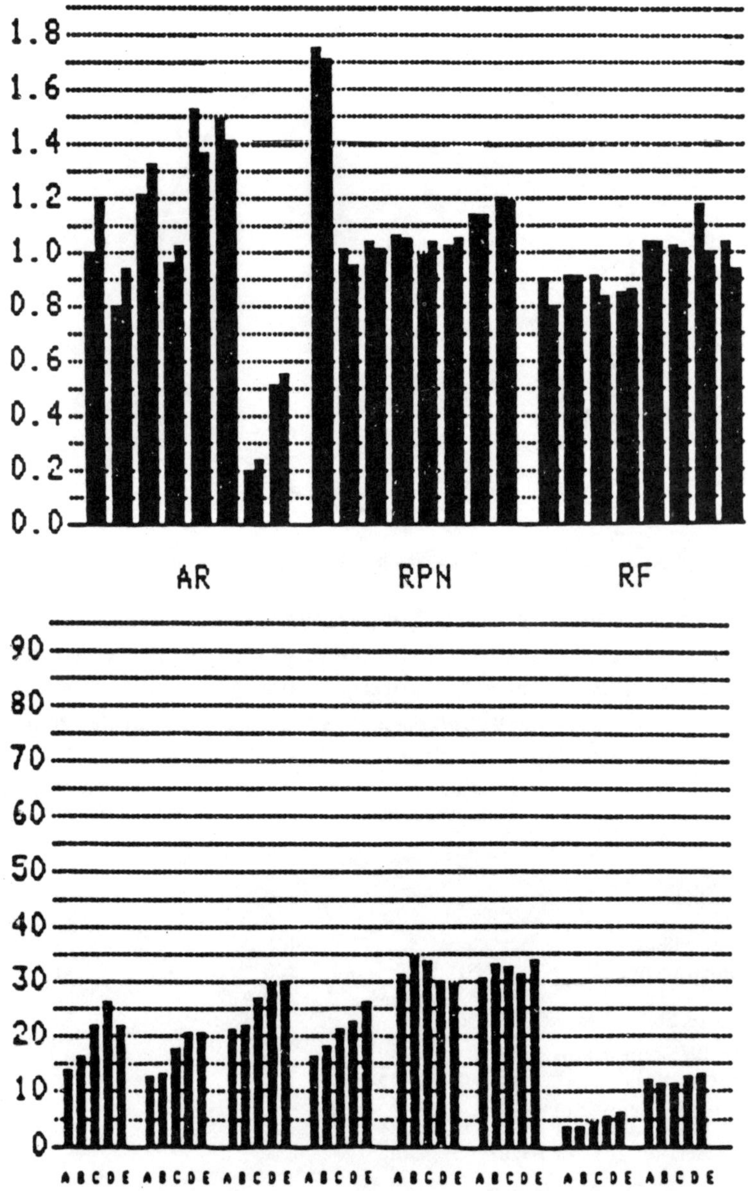
1.8
1.6
1.4
1.2
1.0
0.8
0.6
0.4
0.2
0.0
AR
RPN
RF
90
80
70
60
50
40
30
20
10
0
A B C D E A B C D E A B C D E A B C D E A B C D E A B C D E A B C D E A B C D E

Abb. 30b

QUADR.	AA davor/danach		AR davor/danach		RPN davor/danach		RF davor/danach	
1	22	26	0,99	1,19	1,75	1,71	0,89	0,8
2	18	21	0,79	0,93	1,01	0,94	0,91	0,91
3	27	29	1,21	1,32	1,03	1,01	0,91	0,83
4	21	23	0,96	1,02	1,06	1,05	0,85	0,86
5	34	30	1,52	1,35	0,98	1,03	1,03	1,03
6	33	31	1,48	1,41	1,02	1,05	1,02	1,01
7	5	5	0,2	0,23	1,13	1,13	1,17	1
8	11	12	0,51	0,54	1,19	1,18	1,03	0,93

Abb. 30b

Ergebnisse des Compseg: Höchster Belastungsfaktor ist mit 52 im „Abdomen, links". Der höchste Störfeldfaktor ist mit 100 ebenfalls im „Abdomen, links". Ebenso der höchste kombinierte Faktor mit 72. Alle Werte deuten auf eine maximale Störung des Pankreas im linken Abdomen hin. Die hohen Werte im rechten Abdomen deuten auf eine Störung der Gallengänge hin. Die niedrigen AR-Werte im „Becken, links" weisen auf die zusätzliche Existenz einer chronischen Dickdarm-Dysbiose hin. Eine nervöse Komponente stellt sich in den abnormen RPN-Faktoren „Kopf rechts" größer als „Kopf links" dar. Darüberhinaus besteht eine Regulationsstarre (Blockade des Chi) im Abdomen und Becken. Ein Störherd zeigt sich in den hohen RF-Werten von 1 oder mehr im Abdomen und Becken.

VEGAtest-Ergebnisse

– Biologischer Score 10-12-14;
– Vorliegen psychischer Belastung (Epiphysis D4);
– Dickdarmdysbiose;
– Enzymmangel;
– INTOX I (substantielles Toxin): Salmonella im Pankreas;

Organtestung

– Aktuelles Organproblem und Quelle der Kausalkette (Arsenicum album D60): Pankreas.
– Maximal belastetes Organ (Zincum metallicum D60): Pankreas.
– Am meisten geschädigtes Organ (Phosphorus D32): Pankreas.

– Dominanter Herd (Causticum D400): Nieren.
– Sekundärer Herd (Thuja D200): Darm.

Klinische Bewertung

– INTOX I: Salmonellen-Intoxikation im Pankreas.
– Störung der Gallengänge.
– Dysbiose des Dickdarmes – Enzymmangel.
– Psychische Belastung durch den Abort.
– Dominanter Herd: Nieren (schwache energetische Funktion – bestätigt mit VEGAtest und chinesischer Pulsdiagnostik)

Zusammenfassung der VEGAtest-Ergebnisse

Der Pankreas stellte das eigentliche Problemorgan dar und die Quelle der Kausalkette. Er war ebenfalls das am meisten belastete und das am meisten geschädigte Organ. Die Pankreas-Störung wurde durch ein externes Pathogen, (Salmonellen-Toxin) herbeigeführt, welches die Patientin sich in den ersten sechs Wochen ihrer Schwangerschaft zuzog.

Eine Dickdarm-Dysbiose verursachte über das intrahepatische Gallenwegsystem eine zusätzliche toxische Belastung der Leber und des Pankreas. „Wenn man bedenkt, daß der Darm eines erwachsenen Menschen eine Gesamtoberfläche von über 250 Quadratmetern hat, ist die Absorption von Toxinen, welche durch unphysiologische Flora (Dysbiose) verursacht wird, enorm". (Dr. Helmut Schimmel)

Darüberhinaus verursachte das Pankreas wiederum eine energetische Störung der Nieren. Die Nieren wurden zum dominanten Störherd. Nach der traditionellen chinesischen Medizin, oder genauer der „Regel der fünf Elemente", werden Pankreas und Milz als „Erde" symbolisiert. Die Nieren sind das „Wasser". In diesem Falle hat das Element „Erde", verursacht durch das Salmonellen-Toxin, seine Fähigkeit verloren, das „Wasser", nämlich die Nieren, zu kontrollieren. In der chinesischen Medizin kontrollieren die Nieren das gesamte reproduktive System und sind verantwortlich für die Ernährung des Foetus. Daher war das Salmonellentoxin die der Fehlgeburt zugrundeliegende Ursache.

Diese Art des Verständnisses von Krankheit ist die Grundlage der Kausalketten Schimmels, siehe Abb. 27, „Kausalkette des Pankreas"

(Beziehung des Pankreas zu Ovarien, Uterus und Nieren). Erinnern Sie sich, daß eine Kausalkette eine Kette von Ereignissen ist, welche eine Krankheit beschreibt. Das erste Glied ist der Ursprung der Krankheit. Dies impliziert, daß eine Krankheit nicht isoliert (an einem Organ *[Anm.d.Übers.]*) auftritt, sondern ein Gefüge von Organen miteinbezieht. Das letzte Glied der Kette ist normalerweise der Teil des Körpers, der in zeitlicher Abfolge zuletzt von der Krankheit ergriffen wird. (Nach Dr. Helmut Schimmel)

Therapieempfehlungen

- Meridiankomplex-Kombination aus Nr. 3 und Nr. 9 (Kern-Pharma) (Milz/Pankreas-Meridian und „Drei-Erwärmer") für die Neutralisierung und Drainage von INTOX I (hier Salmonellen-Toxin)
- Komplexe homöopathische Drainagemittel für Pankreas, Leber, Nieren und Darm
- Laktobazillus acidophilus und Bakterium bifidum, um die normale Darmflora wieder aufzubauen (Dysbiosebehandlung)
- Bach-Blüten gegen psychische Belastung

Innere und äußere Ursachen für Milz/Pankreas-Störungen

1. Emotionen,
2. Zu viel Nachdenken,
3. Überarbeitet sein,
4. Ernährung,
5. Äußerliche Pathogene,
6. Ererbte toxische Information.

Emotionen: Das Übermaß oder der Mangel an einer Emotion kann in dem ihr entsprechenden Organ oder Organ-Meridian eine energetische Blockade auslösen. Die Emotion, die zur Milz gehört, ist Verständnis. Dies wird auch als Mitgefühl begriffen. Wie es mit allen Gefühlen ist, verwandelt sich bei einer an Körper und Geist gesunden Person eine Emotion fließend in eine andere, so auch Mitgefühl. Die Person, die kein Verständnis aufbringen kann, ebenso wie die Person, die fortwährend nach Verständnis verlangt, sitzt fest, und die Emotionen können sich nicht mit Leichtigkeit fließend ablösen. Dieses zeigt sich in Einstellung, Körperhaltung, Worten und Taten. Vielleicht glauben Sie nicht, daß es so etwas wie zu viel Mitgefühl gibt, und es ist oft viel leichter zu erkennen, wenn ein Mangel an Mitgefühl besteht, aber es gibt Menschen, die wie besessen bei jedem nach Mitgefühl suchen, bis zu einem Grade, wo sie Beschwerden erfinden, um es zu erlangen, und es gibt andere, welche bis zur Servilität Mitgefühl aufbringen.

Dies ist ein natürlicher Ablauf und deutet auf ein Ungleichgewicht im Element „Erde" hin. Das „Ich brauche . . ", das Heischen nach Mitgefühl, bedeutet, daß die Erde im Ungleichgewicht ist, worauf in gleicher Weise ein übermäßiges Verlangen nach Süßigkeiten hindeutet. Gesundheit bedeutet Gleichgewicht von Bedürfnissen und Emotionen [27]. H. Schimmel stellte fest, daß 90 % aller Menschen mit Pankreas-Problemen Schwierigkeiten mit dem Geben und Empfangen von Liebe haben.

Zu viel Nachdenken: Exzessives Nachdenken, zu viele Ideen im Kopf, kann das Chi von Milz, Pankreas und Magen blockieren. Der Patient kann die Fähigkeit verlieren, feste und flüssige Nahrungsmittel in Nährstoffe zu überführen. Nach dem Su-Wen kann zu viel Nachdenken der Milz Chi entziehen.

Ernährung: Der chinesischen Medizin entsprechend, kann der Verzehr zu vieler roher und kalter Nahrungsmittel, fester oder flüssiger Natur, die Funktion der Milz, Nahrungsmittel in Nährstoffe zu verwandeln und diese zu transportieren, schädigen. Auch können süße und fette Nahrungsmittel Milz und Pankreas beeinträchtigen und „Feuchte" produzieren („Mukus", „Schleim"), welcher den Verdauungsprozeß blockieren kann. Zu-viel-essen, ein beliebter „Sport" von Menschen, die in einer sogenannten hochentwickelten Gesellschaft leben, kann den gesamten Verdauungstrakt überlasten und zu einem Störfeld im Abdomen und Becken führen. Meridiankomplex Nr. 3 (Kern-Pharma), für den Pankreas-Meridian, und Meridiankomplex-Kombination Nr. 14 (Kern-Pharma), für das Konzeptionsgefäß, haben sich im Falle schlechter Verdauung als sehr wirksam erwiesen.

Überarbeitung: Sie entzieht dem Milz/Pankreas-System Energie. Arbeitssüchtige Menschen entwickeln häufig Verdauungsschwierigkeiten. Geschwüre (im Magen-Darm-Trakt *[Anm.d.Übers.])* sind sehr häufig bei Berufstätigen in leitenden Positionen, welche versuchen, ein paar zusätzliche Stunden in jeden Tag hineinzuquetschen. Dies ist häufig das Ergebnis zu vielen Nachdenkens, zu vieler Arbeit und schlechter Ernährung.

Äußere Pathogene: Mit Salmonellen infizierte Nahrung (ein Problem, welches nicht länger nur die dritte Welt betrifft) kann zusätzliche toxische Belastung von Pankreas, Leber und Gallengängen herbeiführen. Insektizide und Pestizide können zur Akkumulation von Giften in Pankreas, Leber und Gallengängen führen. Pestizide sind vielleicht die den Pankreas am häufigsten beeinträchtigenden Giftstoffe. Dies kann wiederum die Funktion der Nieren, Giftstoffe aus dem Körper mittels Filtration und Sekretion zu entfernen, zusätzlicher Belastung aussetzen Der Patient kann auch an Gastroenteritis, Dermatitis, Ekzem und Psoriasis leiden. Das Pankreas wird bei dermatologischen Beschwerden immer verdächtig sein.

Ererbte toxische Information, Miasmen: Ein Patient, der seit 25 Jahren unter chronischer Dermatitis litt, wurde mit der VEGAtest-Methode untersucht. Es wurde die Diagnose gestellt, er leide unter einer ererbten toxischen Information (INTOX III, Psorinum), welche das maximal belastete Organ, nämlich das Pankreas schädigte. Eine Einzeldosis von Psorinum D200, Meridiankomplex Nr. 3 (Kern-Pharma) (Milz/Pankreas Meridian) und ein Drainagemittel für die Niere kurierte ihn von seinem Leiden in einer einzigen Konsultation.

Die Funktion der Milz in der traditionellen chinesischen Medizin

1. Verantwortung für die Umwandlung der Nahrungsessenz und deren Transport.
2. Durch das Aufsteigen des Milz-Chi: „Hochhalten der Mitte" (Organprolapse können mit Milzschwäche zusammenhängen).
3. Fehlfunktionen der Milz (nicht ausreichende Nährstoffumwandlung und Transport bzw. Zufuhr) kann zu „Schwere" und „Müdigkeit" der Extremitäten führen. Die Milz ist verantwortlich für die Kontrolle der Muskeln, wenn die Extremitäten „müde und schwer" sind.
4. Die Milz beherrscht das Blut. Man sagt, die Milz hält das Blut in den Adern. Jede chronische Blutung, Neigung zu Hämatomen und Menorrhagien können mit Milz-Schwäche zusammenhängen.
5. Die Milz wird in den Lippen wiedergespiegelt. Sind die Lippen blaß, so ist die Milz schwach und kann die Nahrungsessenz nicht umwandeln. Die Milz unterscheidet auch die Geschmäcker. Verlust des Geschmackssinnes kann eine Milzstörung bedeuten.

Die Kausalkette von Dünn- und Dickdarm

Symptome, die mit Störungen von Dünn- und Dickdarm auftreten, hängen häufig mit einer chronischen Dysbakterie (Fermentation der Nahrung im Darm) und/oder Dysbiose (Veränderte normale Darmflora) zusammen. Die Behandlung dieser Erscheinungen verdient besondere Aufmerksamkeit, weil sie zu den primären Ursachen vieler chronischer Krankheiten gehören. Tatsächlich resultieren 75 - 80 % der dominanten Herdstörungen aus einer Dickdarmdysbiose. Diese Zustände sind das Ergebnis eines unüberlegten Gebrauches von Arzneimitteln, z.B. Antibiotika und der Aufnahme verfeinerter und veränderter fester und flüssiger Nahrung. Die tägliche Belastung, die uns in der modernen Welt begegnet, verschlimmert diese Situation weiter, indem sie zur Irritation der Darmschleimhäute führt. Wir werden die Kausalketten von Dünn- und Dickdarm als eine Einheit betrachten, weil dieser Zustand beide betreffen kann, siehe Abb. 31.

Die Kausalkette von Dünn- und Dickdarm: Symptomatologie

1. Sinusitis,
2. Tonsillitis,
3. Zahnerkrankungen,
4. Trigeminusneuralgie,
5. M.W.S.Schmerz,
6. Schulter- und Ellenbogenschmerz,
7. Herzfehlfunktion,
8. Pulmonale und bronchiale Dysfunktion,
9. Magenfunktionsstörungen,
   - Hypoazidität,
   - Hyperazidität,
10. Blasenfunktionsstörungen,
11. Leberfunktionsstörungen,
12. Gallenblasen- und Gallenwegerkrankungen,
13. Pankreasfunktionsstörungen,
14. Milzfunktionsstörungen,
15. Hauterkrankungen,
16. Prostatitis,
17. Uterusfehlfunktionen.

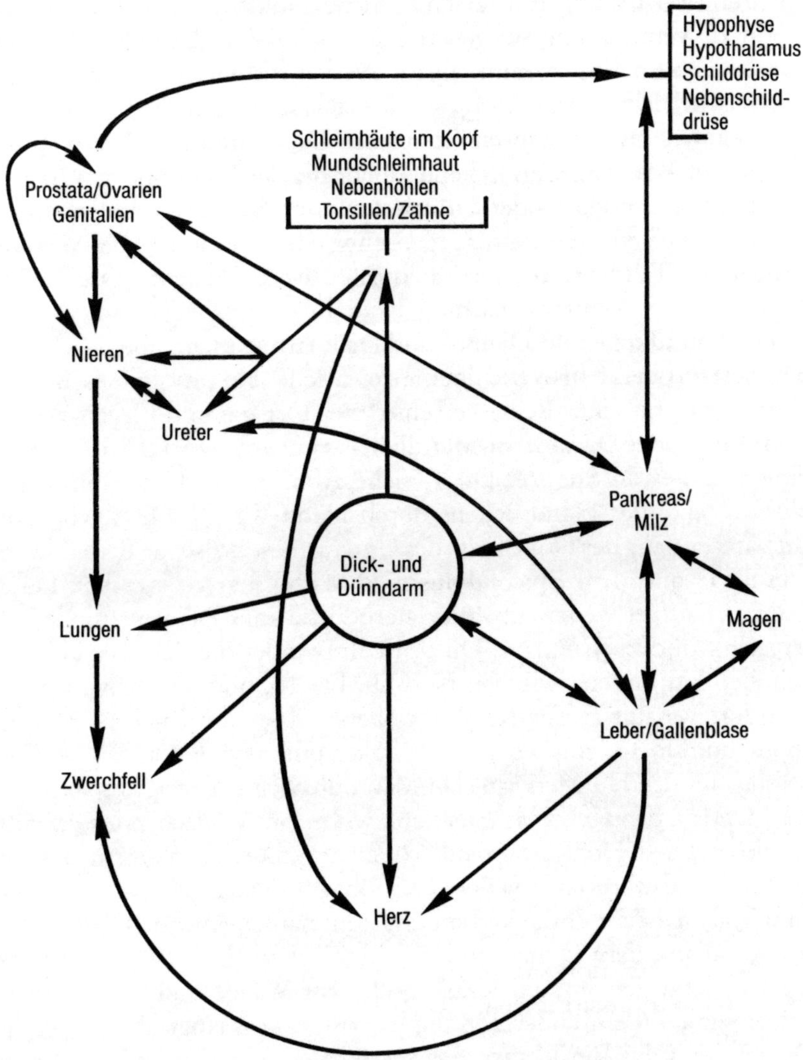

Abb. 31: Die Kausalkette von Dünn- und Dickdarm

Randbemerkung: Es gibt keine ererbten Toxine. Hahnemann hatte jedoch ein ähnliches Konzept, das der „Miasmen". Es ist wahrscheinlich, daß, was Hahnemann und seine Nachfolger als „Miasmen" bezeichneten und was in etwas neuerer Zeit als „hereditäre Toxine" betitelt wurde, Folge einer Disposition zu verschiedenen Krankheiten ist, welche durch minimale Veränderung am genetischen Material in der Folge schwerer Krankheit zustande kommt. Diese Prädisposition zu Krankheit mag durch eine leichte Verdrehung der DNS zustande kommen, welche nur in einem bestimmten Abschnitt auftritt. Diese minimale Veränderung der räumlichen Anordnung kann Fehler bei der Proteinbiosynthese in bestimmten Geweben oder Organen verursachen. Dieses zeigt sich in der klinischen Situation als „Organschwäche", besonders bei Verwendung des VEGAtest-Verfahrens. (nach Pascoe Pharm: „Das Pascoe Nosodentherapie-Buch" u.a.)

Die Kausalketten von Dünn- und Dickdarm hängen über Meridiane und deren Äste, ebenso wie über anatomische und physiologische Verbindungen, mit einer Reihe verschiedener Organe und Organsysteme zusammen. Der Dünndarm-Meridian beginnt an der Spitze des kleinen Fingers außen in Shaoze, Dü 1, siehe Abb. 32, verläuft entlang der ulnaren Seite des Handrückens durch Hand-Wangu, Dü 4, von dort aufwärts entlang der Dorsalseite des Unterarmes, zwischen dem Olecranon ulnae und dem Epicondylus medialis humeri zu Xiaohai, Dü 8. Dann verläuft er weiter aufwärts, laterodorsal am Oberarm zum Schultergelenk und zu Jianzhen, Dü 9. Er umwindet die Schulter und das Schulterblatt hinten zwischen Naoshu, Dü 10, und Tianzong, Dü 11. Von dort verläuft er zur Mitte des oberen Teiles des Rückens zu Jianzhongshu, Dü 15, von wo er die Schulter umkreist und in Dü 14, Jianwaishu, auf den Du-Meridian (Du-Mai) trifft. Beim Absteigen spaltet sich der Meridian dann in zwei Anteile auf, wobei ein Ast nach innen verläuft, um sich mit dem Herz zu verbinden (seinem verbundenen Organ und von dort weiter abwärts entlang dem Oesophagus durch das Zwerchfell und zum Magen, bevor er die Verbindung zum namengebenden Organ dieses Meridians, dem Dünndarm, herstellt. Ein zweiter Ast steigt seitlich am Hals von der Supraklavikulargrube zur Wange und zum äußeren Augenwinkel (dem äußeren Kanthus) auf, und gelangt über Tingong, Dü 19, ins Ohr. Ein kleiner Ast verläßt den Meridian an der Wange und verläuft von dort zum inneren Augenwinkel, um Verbindung zum Blasen-Meridian herzustellen. In Abbildung 33 ist der Dickdarm-Meridian als Teil der Kausalkette von Dünn- und Dickdarm dargestellt.

Der Dünndarm

Das Nei-Jing sagt, „Der Dünndarm ist der Beamte, der mit den Reichen vertraut ist, und er macht Veränderungen in der körperlichen Substanz". [28]. Nach Porket ist der Dünndarm das Organ, welches den Großteil der Nahrung empfängt und ansammelt. Mit anderen Worten, werden im Dünndarm das Feuer und das Rohe, die trüben und die klaren Elemente der Nahrung voneinander getrennt und neu verteilt. Professor *Worseley* beschreibt dies als die Trennung des Reinen vom Unreinen [29]. Dr. Ted Kaptchuk sagt, „Der Dünndarm beherrscht die Trennung des Reinen vom Trüben". Er erhält, was der Magen nicht vollständig zersetzt hat und kombiniert den Vorgang der Trennung mit der Absorption. Der reine Anteil wird vom Dünndarm herausgetrennt und zur Milz weitergesandt, während der trübe Anteil weiter abwärts zum Dickdarm gelangt. Einige der aufgenommenen unreinen Flüssigkeiten werden auch direkt den Nieren und der Blase zugeleitet. Dysharmonische Zustände, die den Dünndarm miteinbeziehen, können abdominale Schmerzen, Grollen im Darm oder Verstopfung verursachen [30].

Eine umfassende Erhebung der Krankengeschichte und Verständnis der traditionellen chinesischen Medizin in den Händen eines VEGA-testers kann auf schnelle und akkurate Art zur Quelle des Problems führen. Fehlfunktionen des Dünndarms zeigen sich häufig mit Problemen, die sowohl den Stuhl als auch den Urin betreffen. Wenn eine Dünndarmstörung vorliegt, ist der Stuhl meistens wässrig, weil der Dünndarm seine Fähigkeit verliert, wirksam reine von unreinen Substanzen zu trennen.

Es kann zur Harnverhaltung oder Hämaturie kommen. Der Dünndarm und das Herz gehören nach der „Regel der fünf Elemente" zu Elementen des Feuers. Wenn zu viel Feuer, zu viel Hitze im Herzen ist, kann sich dies im Dünndarm zeigen.

Eine Dysbiose des Dünndarms kann wiederum chronische Störungen der Ohren verursachen: Ohrinfektionen, Ohrenschmerzen und Tinnitus. Wenn eine Dünndarm- oder Dickdarmdysbiose vorliegt, kann dies die Gallenblase und über die intrahepatischen Gallengänge auch die Leber affizieren. Sowohl der Gallenblasen- als auch der Dünndarm-Meridian unterhalten den Fluß von Chi zum Ohr und um das Ohr herum. Der Dünndarm-Meridian endet in Dü 19, Tingong, „Der Palast des Hörens". G 2, Tinghui, liegt vor dem Ohr. Meridiankomplex Nr. 1

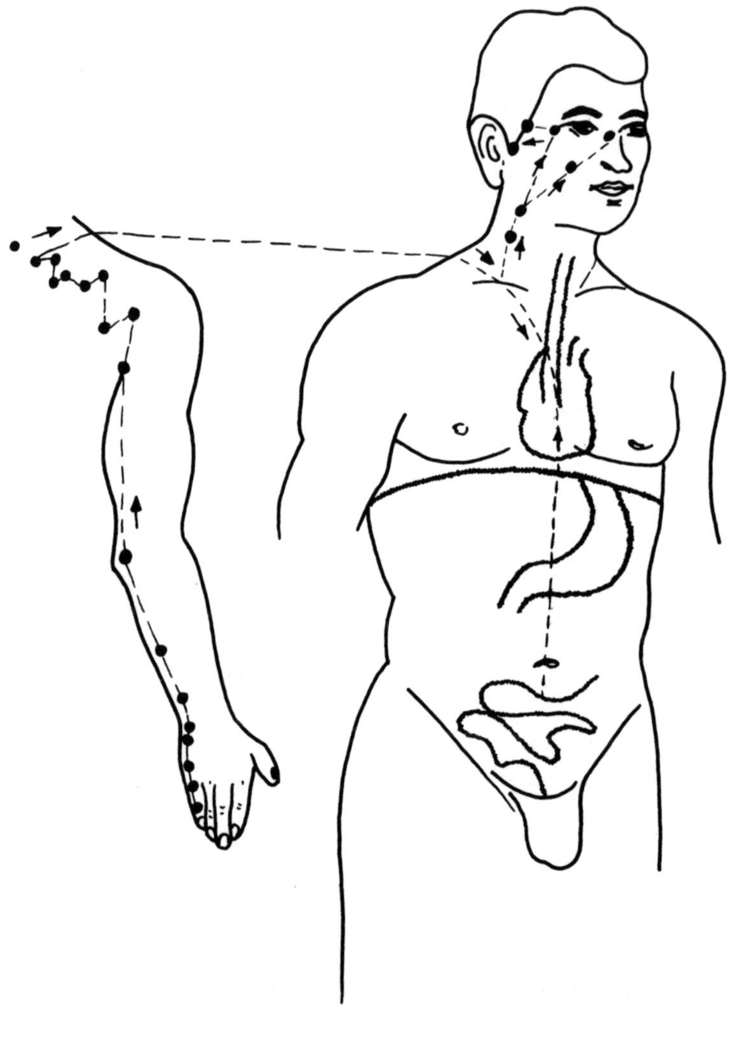

Abb. 32: Der Dünndarm-Meridian

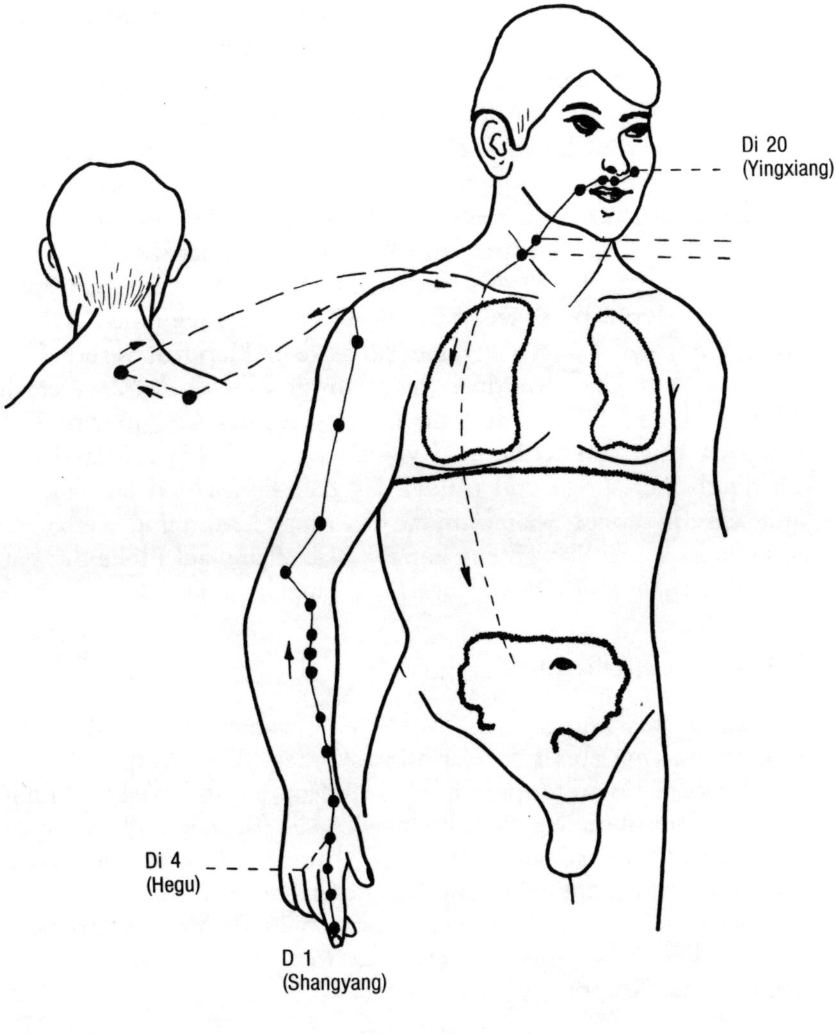

Abb. 33: Der Dickdarm-Meridian

(Kern-Pharma), für den Dünndarm-Meridian kann zur Behandlung folgender Symptome verwendet werden: Dünndarm-Dysbiose, Unterbauchschmerzen und -blähungen, wässrige Stühle, hörbares „Gerumpel" des Dünndarmes, Harnretention oder Hämaturie, Herzdysfunktionen, Thoraxschmerzen, Halsschmerzen, Gelbsucht, Schwellung der Wangen, Probleme mit den Ohren und Schmerzen entlang dem Verlauf des Meridians.

Der Dickdarm-Meridian beginnt an der Spitze des Zeigefingers in Shangyang, Di 1, siehe Abb. 33, verläuft entlang der radialen Seite des Zeigefingers zu Di 4, Hegu. Von dort aufwärts durch die Eindellung zwischen den Daumensehnen entlang der lateroventralen Seite des Unterarmes zur Außenseite des Ellenbogens. Von dort verläuft er weiter aufwärts, lateroventral am Oberarm zum höchsten Punkt der Schulter, zu Jianyu, Di 15. Am höchsten Punkt der Schulter dann spaltet sich der Meridian in zwei Äste, wobei ein Ast nach innen verläuft und sich mit den Lungen verbindet (das dem Meridian verbundene Organ), und verläuft von dort weiter abwärts durch das Zwerchfell und tritt in den Dickdarm (sein namengebendes Organ) ein. Der zweite Ast steigt von der Supraklavikulargrube zum Hals auf und verläuft durch die Wange und tritt in das Zahnfleisch und die unteren Zähne ein. Er verläuft weiter um die Oberlippe herum und kreuzt zur gegenüberliegenden Nasenseite zur Nasolabialfalte, auf Höhe der seitlichen Begrenzung des Nasenflügels, zu Yingxiang, Di 20.

Dysbiose – ein Überblick

Dysbiose, manchmal auch Dysbakterie genannt, ist ein Zustand, bei welchem eine abnorme Darmflora vorliegt. Die Symptome sind normalerweise Darmsymptome wie Flatulenz, unregelmäßiger Stuhlgang und intermittierendes Aufschwellen des Bauches. Hypothesen zum Thema Dysbiose sind vielfältig und häufig widersprüchlich. Dysbiose deckt die Symptomenkomplexe des irritablen Kolon, des spastischen Kolon, der Colitis ulcerosa und einiger Fälle von Morbus Crohn ab. Die Bezeichnung Dysbiose ist eigenartigerweise eine deutsche Bezeichnung für diese Gruppe von Störungen.

Geschichtlicher Rundblick

Dr. *A. Nissle*, ein deutscher Arzt, beobachtete in den dreißiger Jahren, daß E.coli mit typhoiden Bakterien, auf demselben Kulturmedium gezüchtet, das Wachstum der typhoiden Bakterien hemmten. Er quantifizierte den bakteriostatischen Effekt einer Anzahl von E.coli-Stämmen und nannte dies den „antagonistischen Index". Das Verhältnis von 10 Typhoiden auf 100 E.coli-Bakterien zählt als hoher antagonistischer Index. 15 Typhoide auf 100 E.coli als mäßiger und 20 Typhoide auf 100 E.coli als niedriger antagonistischer Index. E.coli-Stämme mit hohem antagonistischen Index haben nicht nur auf Typhoide, sondern auch auf Proteus einen bakteriostatischen Effekt. Eine Anzahl von Autoren behauptet, E.coli produziere eine Anzahl von Substanzen, die als „Colicine" bekannt sind, die sich im Kulturmedium verteilen und den beobachteten bakteriostatischen Effekt ausüben. Theorien zu Dysbakterie und Dysbiose sind im Überfluß vorhanden, und viele von ihnen rühren von Ammenmärchen her. In der Volksmedizin wurde festgestellt, daß man faulriechende Stühle, zusammen mit Darmkrämpfen, mit Brauereihefe und vollfetter Milch behandeln konnte, ebenso wie mit natürlichen Antibiotika wie Knoblauch, Lauch oder Zwiebeln.

Definition: Symbiose bedeutet das Zusammenleben verschiedener Organismen zum Nutzen beider. Die Bakterien, die auf der Haut oder den Schleimhäuten leben, werden als „Flora" definiert. Bei einer gesunden Person besteht eine Symbiose zwischen dem Körper und seiner physiologischen Flora. Falls diese Beziehung gestört wird, wird die fein ausbalancierte Symbiose in Unordnung gebracht. Wenn dies eintritt, sprechen wir von einer Dysbiose, was eine bedeutsame Abweichung von der sogenannten eubiotischen Norm (Eubiosis) signalisiert, und eine Anzahl von möglichen Variationen der Darmflora beinhaltet.

Laktobazillus und Döderleinsche Stäbchen

Jede bedeutsame Abweichung von der eubiotischen Norm wird als Dysbiose angesehen. Im allgemeinen resultiert dies in einer Unterdrückung der Bakterium Bifidum-Gruppe durch Koliforme. Andere normale Darmbakterien können in dieser Situation schnell in ihrer Anzahl zunehmen. Bei klinischen Untersuchungen der Fäkalflora konnte man Veränderungen feststellen, die typischerweise mit bestimmten Krankheiten assoziiert waren. Im großen und ganzen wissen wir nun, daß ein physiologisches, symbiotisches Gleichgewicht zwischen der Azidophilus/Bifidum-Gruppe und den koliformen Organismen besteht. Wenn die Koliformen das Übergewicht erlangen, besteht eine Tendenz der Darmflora in Richtung Dünndarm aufzusteigen. Wenn Milchsäure vergärenden Bakterien der Azidophilus/Bifidum-Gruppe dominieren, können die Koliformen nicht mehr richtig funktionieren, weil der optimale pH-Wert im Dickdarm, der leicht alkalisch sein muß, durch die überschüssige Säureproduktion der Azidophilus/Bifidum-Organismen verändert ist. Durch diese Entdeckungen wurde die Dysbiosebehandlung mit Organismen der Azidophilus/Bifidum-Gruppe und mit Koliformen im Falle einer Dickdarm-Bazillose ermöglicht. Über die normale Darmflora und ihre spezifischen Veränderungen bei Krankheit müssen wir noch viel lernen; was hier angeführt wurde, liefert jedoch eine nützliche Anzahl von Indizien, welche in eine sinnvolle Therapie übersetzt werden können.

Ursache für Dysbiose

Die Ursachen für Dysbiose sind vielfältig. Eine Anzahl wichtiger Faktoren soll hier diskutiert werden: Antibiotika, Antiseptika, Abführmittelmißbrauch und andere Faktoren, welche die Darmflora schädigen, wie zum Beispiel unangemessener Lebensstil, unzureichende Ernährung, übermäßige Umweltgiftexposition und Erkrankungen des Wirtsorganismus, welche selbst das symbiotische Gleichgewicht zwischen Körper und Darmflora durcheinanderbringen können. Infolgedessen gehen funktionelle und organische Erkrankungen des Magen-Darm-Traktes und seiner Begleitorgane (Leber und Pankreas) häufig Hand in Hand mit einer Dysbiose. Daher sollte man in allen Fällen von Gastritis, hepatischer und pankreatischer Dysfunktion und Dysfermentie des Dünndarms nach diesem Zustand Ausschau halten. Einige Forscher halten den pH-Wert des Magen- und Darminhaltes für äußerst wichtig für die Stabilisierung der Darmflora, und damit wird impliziert, daß eine Veränderung des pH-Wertes selbst eine Veränderung der intestinalen Flora nach sich ziehen kann. Ein gestörter Säure-Basen-Haushalt des Körpers führt zu einer Änderung des gastrointestinalen pH-Wertes und dieser wiederum beeinträchtigt die Darmflora. Dies kann zum Beispiel bei mit Hyperazidität einhergehender Gastritis auftreten, insbesondere dann, wenn Galle, Pankreassekrete und die Verdauungssäfte des Dünndarms, welche alkalisch sind, nicht ausreichen, um die überschüssige Säureproduktion des Magens zu neutralisieren. In ähnlicher Form besteht ein (relativer *[Anm.d.Übers.]*) Überschuß an

Magensäure, wenn ein Mangel an Galle und Pankreassekreten besteht. Durch die in der Folge auftretende Dysfermentie aufgrund inadäquater oder unausgeglichener gastrointestinaler Enzyme wird die Nahrung unzureichend verdaut und wird zum Gegenstand von Gärungsprozessen, wenn übermäßige Kohlenhydrataufnahme besteht, oder Fäulnisvorgängen, falls Eiweiß ein Hauptbestandteil der Nahrung ist. In beiden Fällen tritt eine übermäßige Kolonisierung des Darmes mit Bakterien auf, mit nachfolgender vermehrter Gärung oder Fäulnis der Nahrung, was schließlich zu einer Dysbakterie führt. Es wird angenommen, daß in dieser Situation das Bakterium „Coli perfectum", welches ein normaler Symbiont ist, sich in „Coli imperfectum" umwandelt, manchmal auch als „Bacterium paracoli" bekannt, was eine Dysbakterie verursacht.

Man fand heraus, daß Streß die Magen-Darm-Schleimhäute beeinflußt, was wiederum Veränderungen der normalen gastrointestinalen Flora hervorrufen kann. Dies kann die Einwanderung darmfremder Bakterien ermöglichen. Ähnliche Störungen der gastrointestinalen Flora wurden auch bei strahlentherapierten Patienten gefunden. Dysbakterie wurde ebenfalls im Verlauf akuter Infektionskrankheiten gefunden, was wahrscheinlich an in das Darmlumen sezernierten Toxinen liegt. Dickdarmdivertikel spielen häufig die Rolle dysbakterischer Herde und unterhalten die Schädigung der normalen Flora. Untersuchungen an Patienten mit Nierenfunktionsstörungen haben ein neues Licht auf die im Darm ablaufenden pathophysiologischen Vorgänge geworfen. Wenn Nierenversagen eintritt, erleichtert der hohe Uratspiegel im Blut die Exkretion von Toxinen in das Darmlumen, und auch Harnsäure selber wird in den Darm ausgeschieden. Während des Fastens und bei Patienten mit Urämie besteht eine Erhöhung der Ausscheidung toxischer Substanzen vom Blut und den Geweben in den Darm (urämische Enteritis).

Harnsäure, die im Zustande der Urämie in den Gestrointestinaltrakt ausgeschieden wird, beeinträchtigt die normale Flora und produziert im Gegenzug eine Dysbakterie. Die fortwährende Exkretion von Toxinen über die Lymphgefäße, wie z.B. die Mandeln und die Peyer-Plaques im Dünndarm, kann sowohl bei infektiöser Erkrankung, als auch während biologischer (komplexer homöopathischer) Therapie, eine Veränderung der normalen Darmflora bewirken. Pilzinfektionen, insbesondere mit Candida albicans, können als eine der ersten Zeichen einer Dysbakterie angesehen werden. Daraus leitet sich ab, daß eine gesunde Darmflora zur Abwendung einer Pilzinfektion von entscheidender Wichtigkeit ist, da hierdurch eine ständige Abwehrbereitschaft des Reticuloendothelialen Systems gegenüber externen Giftstoffen gesichert wird, seien diese chemischer, bakterieller oder viraler Natur. Kürzlich hatten wir bemerkenswerten Erfolg bei der postoperativen Behandlung von Patienten mit malignen Tumoren, die auch an einer Dysbiose litten. Die erfolgreiche Behandlung der Dysbiose resultierte in einer verbesserten allgemeinen Abwehr des Patienten. [Anmerkung des Herausgebers: Innerhalb der Disziplin der klinischen Ökologie wird Candida-Sensitivität als höchst wichtig angesehen und ihre Erkennung erscheint grundlegend bei der erfolgreichen Behandlung vielfacher Nahrungsmittelüberempfindlichkeiten bei zahlreichen Patienten. Nach unserer Erfahrung verschwindet nach der erfolgreichen Behandlung der Dysbiose mit komplexer Homöopathie das sekundäre Candida-Problem, und gleichzeitig damit gehen die Nahrungsmittelüberempfindlichkeiten zurück. Die physiologische Funktion der Darmflora bezüglich normaler Verdauungsvorgänge sollte nicht vergessen werden. Dyspepsie, Dysfermentie und einige Formen der Verstopfung werden durch Dysbakterie verursacht und werden normalerweise durch eine angemessene, komplexe homöopathische Therapie zum Rückgang gebracht.]

Krankheiten, die möglicherweise einer Dysbakterie und Dysbiose nachfolgen können:

Dysbakterie sollte als eine „Basiserkrankung" mit vielen Symptomen angesehen werden. Neben den bereits erwähnten Störungen müssen auch die folgenden Möglichkeiten bedacht werden: Fehlfunktionen von Leber, Gallenblase und Pankreas. Fehlfunktion des Magens. Durchfall oder Verstopfung, Akne, Ekzem, allergische Erkrankungen (Asthma, Heuschnupfen, usw.), Anämie, Rheumatismus, nervöse Erschöpfung mit Kopfschmerzen, Reizbarkeit und übermäßige Müdigkeit, Depressionen, Hypovitaminose, Pilzerkrankungen (insbesondere Candida), allgemeine Abwehrschwäche und Bereitschaft für rezidivierende Infektionen.

Die Dysbakterie ist für den bereits kranken Patienten eine zusätzliche Belastung und kann ein großes Hindernis für die erfolgreiche Behandlung der Erkrankung des Patienten sein. Mit anderen Worten, die Dysbakterie kann eine sekundäre Erkrankung hervorrufen. Es ist nicht erstaunlich, daß die Folgen von Dysbakterie vielfältig sind, wenn man bedenkt, daß die gastrointestinale Schleimhaut eine sehr große Oberfläche und damit die Möglichkeit massiver Absorption von Toxinen hat, welche notwendigerweise bei Dysbakterie auftritt.

Die Diagnose von Dysbakterie und Dysbiose

Viele Methoden zur Diagnose von Dysbakterie und Dysbiose wurden als nützlich empfunden: die gebräuchlichsten sind hier aufgeführt:

1. Die Krankengeschichte ist wichtig. Folgende Zeichen deuten gewöhnlich auf eine Dysbakterie oder Dysbiose hin: übermäßiges Völlegefühl nach Mahlzeiten, Flatulenz, Verstopfung, Morgendiarrhöe und faulig riechende Stühle.
2. Allgemeinbeschwerden: Exzessive Müdigkeit, Depressionen und rasch wechselnde Launen.
3. Schmerz bei der Palpation des Dickdarmes, besonders des Colon descendens.
4. Niedriger Vitamin C-Spiegel.
5. Abnorme Bakterienkulturen im Stuhl.
6. Belastung von Ileum, Jejunum und der Dickdarmschleimhaut in der VEGAtest-Methode, besonders, wenn die am meisten belasteten und dominanten Herde in diesen Organen gefunden werden. Kausalketten, wie sie in der VEGAtest-Methode beobachtet werden, die vom Dünn- und/oder Dickdarm ausgehen, wenn diese die am meisten belasteten Organe sind.
7. Abnormale Befunde in den Beckensegmenten im Segmentelektrogramm, die in Form von Amplitudenmaxima, Amplitudenminima, positiven Rückströmen und unregelmäßigen Impulspaketen mit unregelmäßigen Rückströmen auftreten [31].

Das folgende Compseg veranschaulicht ein klassisches Beispiel eines Patienten mit einer chronischen Dickdarm-Dysbiose, siehe Abb. 34. Der höchste Belastungsfaktor ist im „Abdomen rechts" (Gallengänge). Der höchste Störfeldfaktor ist eine Dysbiose des Dickdarmes, „Becken links" (100). Der höchste kombinierte Faktor (64) ist im „Becken links" und wird durch die Dysbiose hervorgerufen. Alle Werte zeigen auf eine maximale Störung im „Becken links". Die Erfahrung hat gezeigt, daß 80 % aller abnormen Befunde im „Becken links" eine intestinale Dysbiose anzeigen, welche das absteigende und das Quercolon nachteilig beeinflussen.

	lokaler Belastungsfaktor	Störfeld faktor	kombinierter Faktor
Kopf links	40	0	40
Kopf rechts	43	0	43
Thorax links	40	30	42
Thorax rechts	39	30	41
Abdomen links	40	30	42
Abdomen rechts	47	0	47
Becken links	40	100	64
Becken rechts	44	50	50

lokaler Belastungsfaktor (gesamt): 42
durchschnittlicher Störfeldfaktor: 30
kombinierter Faktor (gesamt): 41,1
lokaler Belastungsfaktor links: 40
lokaler Belastungsfaktor rechts: 43,2

durchschnittliches Anfangsprofil: 0,58
durchschnittliches Endprofil: 0,56
Verhältnis End-/Anfangsprofil: 0,95

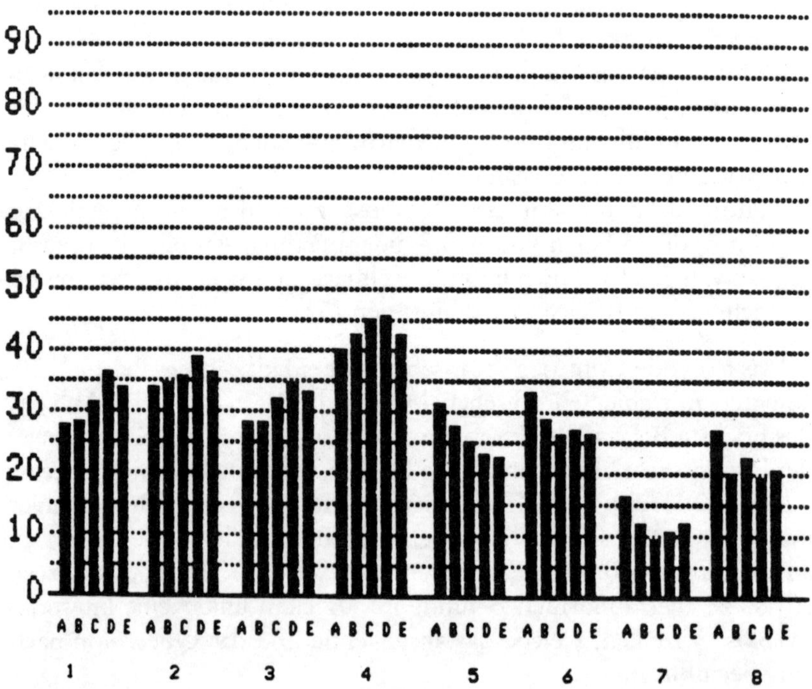

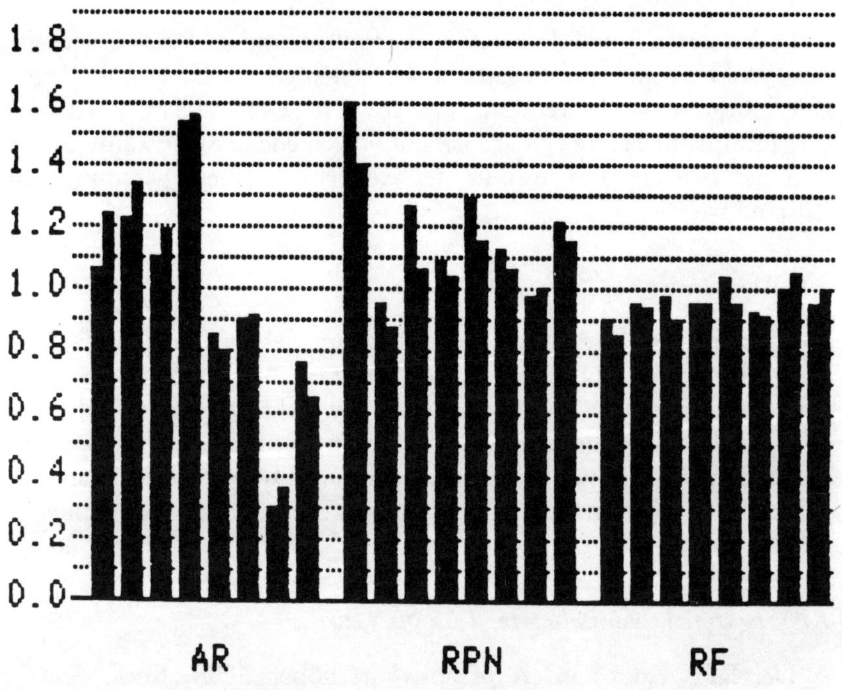

QUADR.	AA davor/danach		AR davor/danach		RPN davor/danach		RF davor/danach	
1	31	36	1,06	1,23	1,6	1,39	0,89	0,85
2	36	39	1,22	1,33	0,94	0,87	0,94	0,93
3	31	34	1,09	1,18	1,26	1,06	0,97	0,89
4	45	46	1,53	1,56	1,08	1,03	0,95	0,94
5	25	23	0,85	0,79	1,28	1,14	1,03	0,94
6	26	27	0,89	0,91	1,12	1,06	0,92	0,91
7	9	11	0,3	0,36	0,97	1	1	1,05
8	22	19	0,76	0,65	1,2	1,14	0,95	1

Abb. 34

Regulationsfaktoren A bis E

Es besteht negative Regulation im fünften und sechsten Quadranten (Pankreas und intrahepatische Gallengänge), A bis E. Die Regulation beginnt hoch, verläuft aber abwärts. Dies bedeutet, daß der Organismus nicht in der Lage ist, auf verschiedene Reize zu reagieren und der Abwehrmechanismus des Körpers in einem geschwächten Zustand ist.

AR-Werte

Sie zeigen ein Amplituden-Minimum im siebten Quadranten, was einer chronischen Dysbiose entspricht. Das Amplituden-Maximum liegt im vierten Quadranten mit einer Zwerchfellirritation und einer Störung der Nebenhöhlen auf der rechten Kopfseite. Die besten diagnostischen Hilfsmittel bei Dysbakterie und Dysbiose sind Krankengeschichte, Palpation, das VEGAtest-Verfahren und das Segmentelektrogramm.

RPN-Faktoren, Normalwerte: 1,05 bis 1,20

Der RPN-Faktor in „Kopf links" ist höher als in „Kopf rechts". Dies zeigt normalerweise einen dominanten Herd im Kopf an, meistens in den Nebenhöhlen, eine Störung der Gehirndurchblutung oder psychosomatische Belastung.

RF-Faktoren, Normalwerte: 0,8 bis 1,0

Jeder Wert von 1 oder höher ist ein Hinweis auf das aktuelle Störfeld. Der höchste RF-Faktor zeigt im „Becken links" eine Dysbiose des Dickdarmes. Der hohe RF-Faktor im „Becken rechts" ist ein Hinweis auf einen Herd in der Appendix.

Zusammenfassung des Segmentelektrogrammes

Eine chronische Dysbiose des Dickdarmes und ein Herd in der Appendix verursachen eine zusätzliche toxische Belastung der Leber und Gallengänge. Dies wiederum hat zu einer Störung des Pankreas und des Zwerchfells geführt. Die Nebenhöhlen verhalten sich wie ein sekundärer Störherd.

Kommentar: Kausalkette von Dünn- und Dickdarm

Beim Studium des Verlaufes von Dünn- und Dickdarm-Meridian wird offensichtlich, daß eine Störung in jedem der beiden Organe Störungen entlang Arm und Schulter auslösen kann. Eine chronische Schultergelenkbursitis oder ein Tennisellenbogen bleiben bestehen, wenn eine Dysfunktion in Dünn- oder Dickdarm vorliegt. Schulterschmerzen werden häufig von Verstopfung oder anderen gastrointestinalen Störungen begleitet. Ein Störungsherd in jedem dieser beiden Organe kann einen tiefgreifenden Effekt auf die Ohren, die Nase, den Hals und die Zähne haben, was der Verlauf der Akupunktur-Meridiane beider dieser Organe zeigt, die an den Fingern beginnen und im Gesicht enden.

Die Beziehung von Dünn- und Dickdarm zu Leber, Gallenblase und Gallengängen, Pankreas, Magen, Zwölffingerdarm, Milz, Haut, Nieren, Urethra, Prostata und Uterus sind sowohl anatomisch-physiologischer als auch energetischer Natur.

Eine Dickdarmdysbiose ist ein ziemlich gewöhnliches Problem, das aber einen sehr schädlichen Effekt auf das Gleichgewicht im ganzen Körper haben kann. Nicht richtig behandelt, kann eine Dickdarmdysbiose möglicherweise zu schweren pathologischen Störungen führen. Meridiankomplex Nr. 5 (Kern-Pharma) für den Dickdarm wird häufig mit gutem therapeutischem Erfolg verschrieben, wenn der Dickdarm das maximal belastete Organ oder der dominante Störherd ist. Toxische Reabsorption vom Dickdarm ist häufig für Dysharmonie von Leber, Gallengängen und Pankreas verantwortlich. Um die Wirkung des Meridiankomplex Nr. 5 (Kern-Pharma) zu verstärken, können Sie ihn mit den Meridiankomplexen Nr. 8 oder Nr. 3 (Kern-Pharma) für den Gallenblasen-Meridian oder den Milz-Pankreas-Meridian kombinieren. Testen Sie auf Wirksamkeit und Verträglichkeit, bevor Sie etwas verschreiben, und geben Sie immer homöopathische Drainagemittel.

Akupunktur alleine kann eine Dysbiose nicht heilen, aber sie kann die am Verdauungsprozess beteiligten Organe stärken und harmonisieren: Milz/Pankreas, Leber, Gallenblase, Nieren, Dünn- und Dickdarm. Akupunktur kann auch die energetischen Ventile im Kopf (Nasennebenhöhlen, Ohren und Rachenmandeln) öffnen, sodaß Herde im Kopf die Organe im Bauch und Becken nicht schädigen. Um das Problem der Dysbiose in den Griff zu bekommen, kann eine Kombination von richtiger Diät, Änderung der Lebensweise und eine Behandlung mit Azidophilus- und Bifidum-Organismen notwendig werden. Oft wird eine Behandlung mit homöopathischen Drainagemitteln für Pankreas, Leber und Darm neben Meridiankomplex Nr. 5 (Kern Pharma), empfohlen.

Die Funktion von Dünn- und Dickdarm in der traditionellen chinesischen Medizin

Der Dünndarm hat die Aufgabe der Aufnahme und Trennung des Reinen vom Unreinen. Daher sagt das Nie-Ching: „Der Dünndarm ist das empfangende Gefäß und die Aufnahme findet hier statt."

Der Dickdarm hat die Aufgabe des Transportes und der Umwandlung des Überrestes. Im Altertum wird die Funktion des Kolons im Hinblick auf Verdauung, Aufnahme und Ausscheidung beschrieben. Der Magen nimmt auf und verdaut, der Dünndarm trennt das Reine vom Unreinen. Das Kolon scheidet den Abfall aus.

Die Kausalkette der Leber

Sympomatologie und Erkrankungen:

1. Sinusitis,
2. Zahnerkrankungen:
   - Kapillarblutungen,
   - Periodontitis,
3. Trigeminusneuralgie,
4. Dysfunktionen von Schilddrüsen und Nebenschilddrüsen,
5. Erkrankungen der Brust (Mastitis, gut- und bösartige Tumoren),
6. Gallenblasen und Gallenwegerkrankungen,
7. Magenfehlfunktionen:
   - hypo- und hyperazid,
8. Pankreasfehlfunktion,
9. Milzfehlfunktion,
10. Erkrankung der externen Genitale bei Mann und Frau,
11. Störungen, die Oberschenkel und Haut betreffen, Krampfadern, die das Saphena-magna-gebiet betreffen,
12. Erkrankungen von Dünn- und Dickdarm,
13. Prostatitis,
14. Störungen des Uterus.

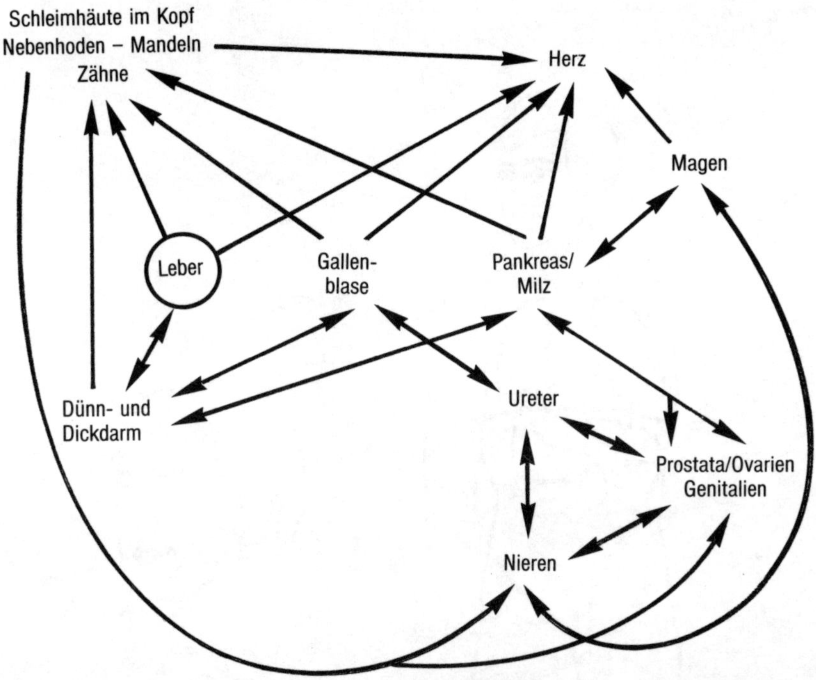

Abb. 35: Kausalkette der Leber

Der Leber-Meridian beginnt auf der Dorsalseite der Großzehe in Le 1, Dadun, siehe Abb. 36, und verläuft aufwärts entlang dem Fußrücken, wobei er über Le 4, Zhongfeng, läuft, eine querfingerbreite vor dem medialen Malleolus. Er steigt auf der Medialfläche des Oberschenkels zum Schambereich auf, umläuft das äußere Genitale und tritt in das Abdomen ein. Er steigt im Abdomen auf, umwindet den Magen und trifft beim Eintreten in die Leber (seinem namengebenden Organ) auf die Gallenblase (sein verbundenes Organ) und verzweigt sich dann unter den Rippen. Dann zieht er durch das Zwerchfell und die Lungen, wo er sich mit dem Lungen-Meridian verbindet und in der Rippengegend und der Regio hypochondrica Verzweigungen ausbildet. Nach seiner Wiedervereinigung verläuft er weiter nach oben, entlang der Rückseite des Rachens zum Nasopharynx und stellt Verbindung mit den Augen her. Zwei Äste verlassen die Augengegend. Einer steigt quer über die Wange ab und umkreist die innere Oberfläche der

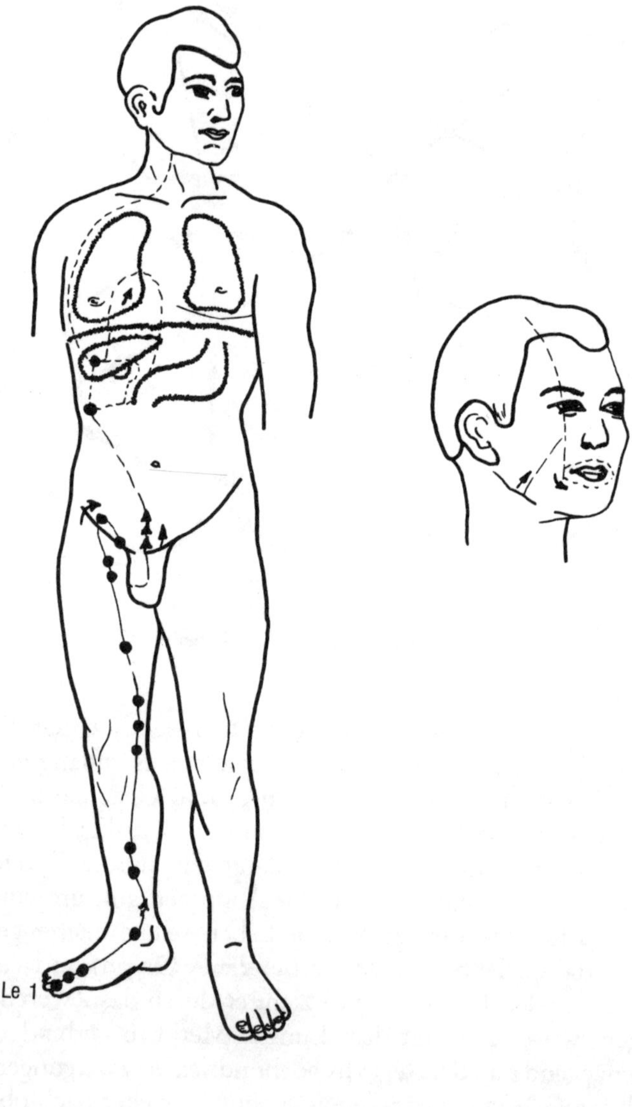

Abb. 36: Der Leber-Meridian

Lippen, während der andere Ast quer über die Stirn aufsteigt und am Scheitelpunkt auf den Du-Meridian trifft.

Kommentar zur Kausalkette der Leber

Der Leber-Meridian verläuft über zahlreiche Organe und Körperregionen und entleert sich in diese, nicht nur seinem Hauptast folgend, sondern auch mittels seiner inneren und Nebenäste. Wenn wir den Leber-Meridian mit seinen inneren und Nebenästen betrachten, können wir erkennen, wie H. Schimmels Kausalkette Herde im Kopf beeinflussen kann: Nebenhöhlen, Mandeln und Zähne. Dennoch fehlt hier etwas in dieser Gruppe von Kopfherden: die Augen, welche nach der chinesischen Medizin die „Fenster" der Leber sind [32]. Die Verbindung der Leber zu den Augen besteht über einen inneren Ast, der über Kehle und Nasopharynx die Augen erreicht. Die Beziehungen der Leber zu Dünn- und Dickdarm, Nieren, Magen, Pankreas, Prostata und Uterus sind (parallel den oben beschriebenen Verbindungen zwischen Dünn- und Dickdarm und anderen Organen) sowohl anatomischer als auch physiologischer Natur. Die Augen dienen als energetische Ventile, welche das Entweichen eines Überflusses schädlicher Toxine von der Leber gestatten. Das Leber-Chi geht zu den Augen, Ling-Chu. Die Leber ist für die Speicherung des Blutes verantwortlich. Wenn die Leber das Blut auf die richtige Weise speichert, ist das Sehvermögen gut. Das Su-Wen sagt, daß die Leber, wenn ihre Funktion gestört ist, möglicherweise nicht genug Nahrung (Blut) und Feuchtigkeit für die Augen bereitstellt. In der Folge kann der Patient unter verschwommenen Sehen und Flecken im Gesichtsfeld leiden, und es mag ihm erscheinen, als wenn er Sand in den Augen habe. Die meisten Augenprobleme werden über den Leber- und Gallenblasen-Meridian behandelt. Die Leber mag sanft fließende Zustände. Die meisten Augenerkrankungen stammen von einer langen Periode der Frustration her, von aufgestautem Ärger und Ressentiments, welche innerlich die Leber angreifen. Wenn wir bedenken, daß es die Aufgabe von Leber und Gallenblase ist, Entscheidungen zu fällen, zu urteilen und zu planen, dann erscheint es sinnvoll, daß das Sehorgan mit ihnen verbunden ist. Selbst auf der einfachsten Ebene bedarf es Sehvermögen und Sicht zum Entscheidungen-Treffen und Planen [33]. Wenn das Herz als der König angesehen wird, der über die Tätigkeit der Organe herrscht, dann ist die Leber der

General, der für die Strategie und die Verteidigung verantwortlich ist. Die Leber schützt vor äußeren Angriffen, und Erkrankungen der Leber führen in der Regel zu einem Zusammenbruch der Abwehrmechanismen des Körpers. Die Abwehrfunktion wird durch das Speichern und Entladen der Abwehrenergien des Körpers ausgeübt. Wenn Krankheit droht, werden das Wei-Chi, das Ying-Chi und das Blut zur Tätigkeit angeregt und verlangen nach der Abwehrenergie, die in der Leber gespeichert ist. Auch wenn ein Mensch müde ist zeigt dies, daß die Leberenergie gering ist und durch Nahrung und Ruhe wieder aufgebaut werden muß. Wenn Nahrung und Schlaf ausreichend sind, und ein Mann, obwohl er einen Ausbruch von Energie hat, ständig müde ist, sich hinlegen möchte und durch Klimawechsel beeinträchtigt wird, sind dies Zeichen unzureichender Speicherung in der Leber [34]. Die Leber und das Herz sind die beiden Organe, die am meisten unter unsachgemäßem Denken leiden. Das Herz unter ständiger Traurigkeit, die Leber unter Ärger, Frustration, Depression, Reizbarkeit und Aggressivität. Diese Emotionen können die Leber überwältigen und ihre frei fließende Funktion behindern. Falls dies eintritt, kann der Patient unter Depressionen, Blähungen und Schmerzen auf der rechten Brustseite leiden. Frauen können geschwollene und schmerzhafte Brüste haben, spärliche und unregelmäßige Monatsblutungen, Amenorrhöe, Dysmenorrhöe und prämenstruelles Syndrom (Sie erinnern sich, daß die Leber für die sachgemäße Speicherung des Blutes zuständig ist). Viele Probleme, die im Zusammenhang mit der Periode einer Frau auftreten, hängen mit einer maximal gestörten Leber zusammen. Die Leber mag sanft fließende Zustände. Wie bei einem stolzen General, kann es die Funktion der Leber beeinträchtigen, wenn Situationen nicht reibungslos verlaufen. Wenn die Leber sich in Harmonie befindet, wird der Patient wahrscheinlich zufrieden und ruhig sein und ein Gefühl der Erfüllung in seinem Leben verspüren. Dies entspricht Dr. Schimmels Anmerkung zu „Harmonische Stimmung und Verärgerung" der Leber. Ein Viertel des Körpervorrates an Blut ist in der Leber gespeichert. Die Leber ist die „meisterliche Drüse" und leitendes Labor. Ihre Größe mag ein Hinweis auf ihre Wichtigkeit sein.

Die Funktion der Leber in der traditionellen chinesischen Medizin

1. Die Bewegung des Chi aller Organe wird durch die frei fließende Funktion der Leber sanft, gleichmäßig und unbehindert gestaltet.

2. Emotionale Menschen, die leicht zu Temperaturausbrüchen neigen und sich unangemessen verhalten, können eine Leberfunktionsstörung haben.
3. Die Leber ist für die sachgemäße Speicherung des Blutes verantwortlich.
4. Die Leber produziert die Galle und die Gallenblase scheidet sie aus. Wenn die Leber diese Fähigkeiten einbüßt, kann der Patient unter Gelbsucht, bitterem Geschmack im Mund, Erbrechen und Schmerz auf der Seite des rechten Thorax leiden.
5. Die Leber beeinträchtigt die Verdauung. Die Leber kann Milz und Pankreas stören und in den Verdauungsprozeß eingreifen. Die Lebergalle spielt ebenfalls eine Rolle bei der Verdauung.
6. Die Leber kontrolliert das untere Abdomen, besonders in der Gegend der Ovarien.
7. Das Nie-Ching sagt: „Die Leber kontrolliert die Sehnen und Bänder". Wenn das Leber-Yin nicht ausreicht, kann es die Sehnen, Bänder und Gelenke nicht feucht halten. Der Patient, der die Hände nicht ohne Schwierigkeiten öffnen kann (besonders morgens), hat oft Mangel an Leber-Blut. Krämpfe, Fühllosigkeit und schmerzhafte Sehnen hängen in der Regel mit einer Leberstörung zusammen.
8. Die Augen sind die Öffnung der Leber und die Nägel werden vom Blut der Leber ernährt. Wenn die Sehkraft gut ist, reicht das Leber-Blut aus. Wenn die Nägel brüchig, schuppig, trocken, blaß oder rauh sind oder Rillen haben, ist eine Leberstörung wahrscheinlich vorhanden.

Die Kausalkette des Magens

Symptomatologie und Erkrankungen

1. Sinusitis,
2. Zahnerkrankungen,
3. Trigeminusneuralgie,
4. Fazialislähmung,
5. Fehlfunktionen von Schilddrüse und Nebenschilddrüse,
6. Erkrankung der weiblichen Brust,
7. Herzdysfunktionen,

8. Pankreasdysfunktionen,
9. Milzfehlfunktionen,
10. lymphatische Fehlfunktionen,
11. Erkrankungen, die die Oberschenkel und die Haut im Verlauf des Magen-Meridians betreffen,
12. Krampfadern,
13. Erkrankungen von Knie und Fußgelenk,
14. Leberfehlfunktionen,
15. Störungen der Gallenblase,
16. Dünndarmstörungen,
17. Dickdarmstörungen,
18. Nierenfunktionsstörungen,

Der Magen-Meridian beginnt auf der lateralen Nasenseite bei Di 20, Yingxiang, siehe Abb. 38. Er steigt zum Nasenrücken auf, wo er am inneren Augenwinkel in B 1, Jingming, mit dem Blasen-Meridian des Fuß-Taiyang zusammentrifft. Von dort steigt er seitlich zur Nase ab und tritt in das obere Zahnfleisch ein. Beim Wiederaustreten windet er sich um die Lippen und verläuft entlang dem Unterkiefer zum seitlichen Kinn, um dort in der Mentolabialfalte in KG 24, Chengjiang, auf den Konzeptionsgefäß-Meridian zu treffen. Er verläuft dann posterolateral über die untere Partie der Wange, entlang dem Mandibularwinkel und der Wange weiter zu Jiache, M 16. Er steigt vor dem Ohr zum Stirnwinkel auf. Ein Gesichtsast steigt zum Unterkiefer ab, verläuft abwärts auf der Seite des Halses zu Ren-Ying, M 9, tritt in die Supraklavikulargrube ein und entleert sich in das Zwerchfell, tritt in den Magen ein (seinem namengebenden Organ) und stellt eine Verbindung zur Milz (seinem verbundenen Organ) her. Ein anderer Ast verläßt den Unterkiefer, verbleibt beim Überqueren des Halses, der Brust und des Abdomens auf der Körperoberfläche und tritt in Qichong, M 30, in die Leiste ein. Ein weiterer innerer Ast vom unteren Ende des Magens steigt innerhalb des Abdomens abwärts und verbindet sich in der Leiste wieder mit dem externen Ast. Von dort aus verläuft er über die Vorderfläche des Oberschenkels abwärts, überquert Biguan, M 31, und durchzieht Femur-Futu, M 32. Der Meridian steigt weiter ab zum Knie und weiter abwärts anterio-lateral entlang dem Schienbein, entlang der vorderen Mitte des Unterschenkels zum Fußrücken. Er endet seitlich an der Spitze der zweiten Zehe in M 45, Lidui. Ein anderer Ast verläuft ebenfalls abwärts von M 36, Zusanli, und endet an

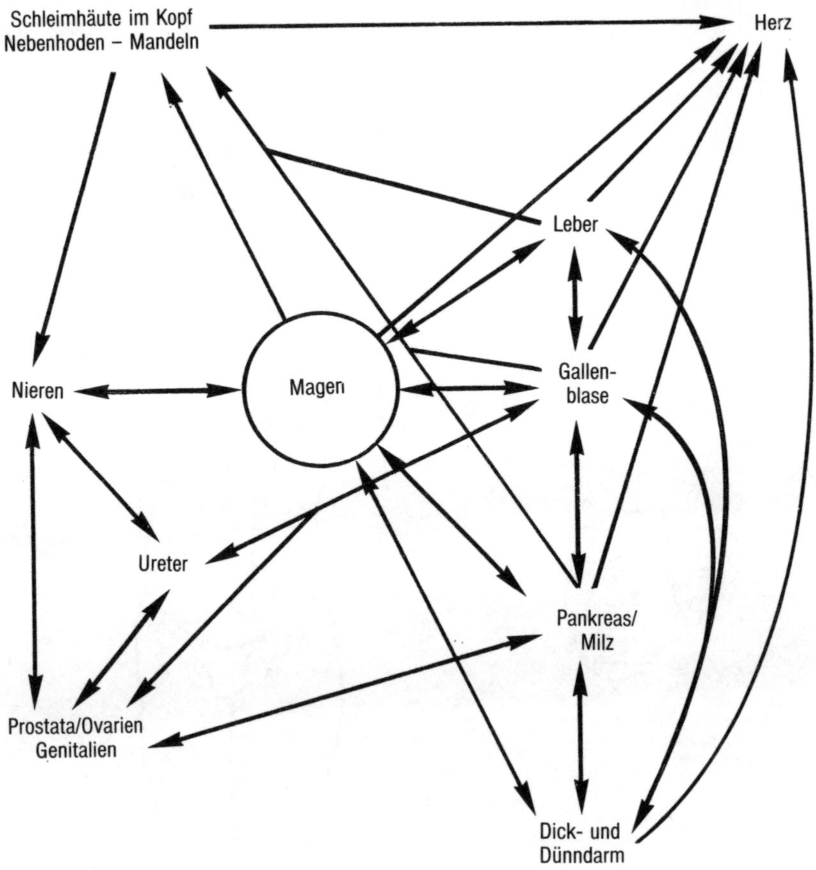

Abb. 37: Kausalkette des Magens

der Lateralseite der mittleren Zehe. Die Quelle eines anderen Astes ist der Fußrücken bei M 42, Chongyang, mit seinem Endpunkt auf der Medialseite der Großzehe, wo er Verbindung mit dem Milz-Meridian in MP 1, Yinbai, herstellt.

Kommentar zur Kausalkette des Magens

In Dr. Schimmels Kausalkette erkennen wir einen Zusammenhang zwischen dem Magen und Herden im Kopf. Wenn wir den Verlauf

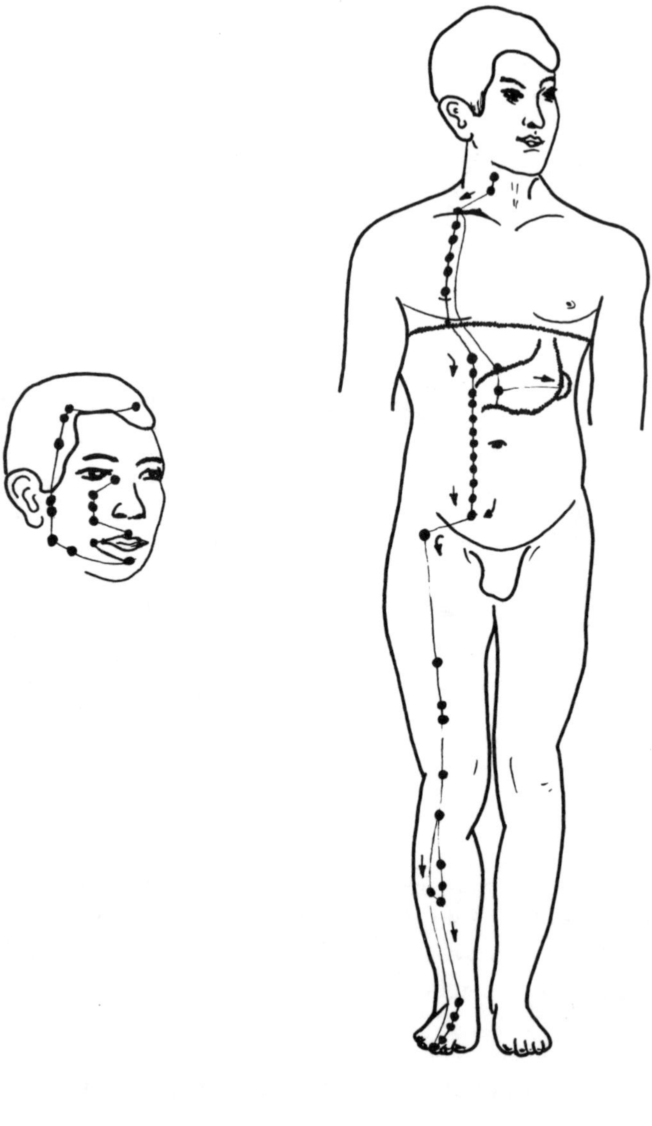

Abb. 38: Der Magen-Meridian

des Magen-Meridians betrachten, können wir leicht den Zusammenhang zwischen Störungen im Kopfbereich und Unausgeglichenheit im Magen und seinem Meridian feststellen. Der Magen-Meridian beginnt neben der Nase, steigt auf zu B 1, Jingming, einem Punkt auf dem Blasen-Meridian und steigt wieder ab, um in das Zahnfleisch des Oberkiefers einzutreten. Er verläuft durch den Kiefer, die Zähne, vor dem Ohr und zum Stirnwinkel. Die Kausalkette des Magens ist mit Pankreas und Milz verbunden, gemäß der traditionellen chinesischen Theorie der „Fünf Phasen": die Regel von Ehemann und Ehefrau, wo ein Yin-Organ, also ein weibliches (hier Milz und Pankreas) mit dem Yang-Organ, einem männlichen (hier dem Magen) verheiratet ist. Diesen fünf Phasen entsprechend besteht auch eine Verbindung zwischen der Erde, also Milz/Pankreas und Magen und dem Metall, also Dickdarm und Lunge. Dies wird als Regel von Mutter und Sohn bezeichnet. Die Beziehung dieser Kausalkette zur Leber, Gallenblase, Pankreas, Dünndarm, Dickdarm und Nieren, könnte anatomischer und gleichwohl physiologischer Art sein [35].

Zusammenfassung: Die energetische Funktion des Magen-Meridians

Der Magen ist das Meer der Ernährung. Das Nei-Ching sagt:

Der Magen beherrscht die Verdauung, und Milz und Pankreas haben die Aufgabe der Verteilung und der Unterhaltung des Kreislaufes des Ku-Chi. Die Milz ist die nasse Erde, die die Feuchtigkeit haßt und die Trockenheit liebt. Alle sind in Wechselwirkung begriffen und helfen einander, aber wenn der Magen die Nahrung nicht halten kann, kann die Milz die Essenz nicht verteilen.

Erbrechen wird als aufsteigendes Magen-Chi charakterisiert. Die Energie des Magens fließt normalerweise abwärts, das Chi der Milz normalerweise aufwärts. Wenn die Milz ihre Funktion verliert, kommt es zu Durchfall, wenn das Magen-Chi rebellisch wird, kommt es zu Erbrechen.

Die Kausalkette von Prostata, Ovarien, Uterus und Tuben (POUT-Kausalkette)

Die POUT-Kausalkette ist über den Blasen-Meridian und seine Kollateralen und inneren Äste mit anderen Organen verbunden, siehe

Abb. 40. Der Meridian beginnt am inneren Augenwinkel in B 1, Jingming, siehe Abb. 40, und steigt zur Stirn auf und weiter zum Scheitelpunkt des Kopfes, wo er in GM 20, Baihui, mit dem Du-Meridian (Du-Mai) eine Verbindung knüpft. Ein kleiner Ast zweigt vom Haupt-Meridian ab und erreicht das Gehirn. Der Hauptstamm zieht über den Kopf zum Hinterkopf und zum Nacken, wo er sich in zwei Äste aufspaltet. Der mediale dieser beiden Äste steigt zuerst zur Mitte des Nackens ab und läuft dann parallel zur Wirbelsäule. Ein anderer Ast spaltet sich von ihm ab und tritt in die Lumbalregion ein, wo er sich mit den Nieren verbindet (das dem Meridian verbundene Organ) und dann die Blase erreicht (das namengebende Organ). Der äußere der beiden Äste überquert Schulter und Rücken, steigt dann parallel zum

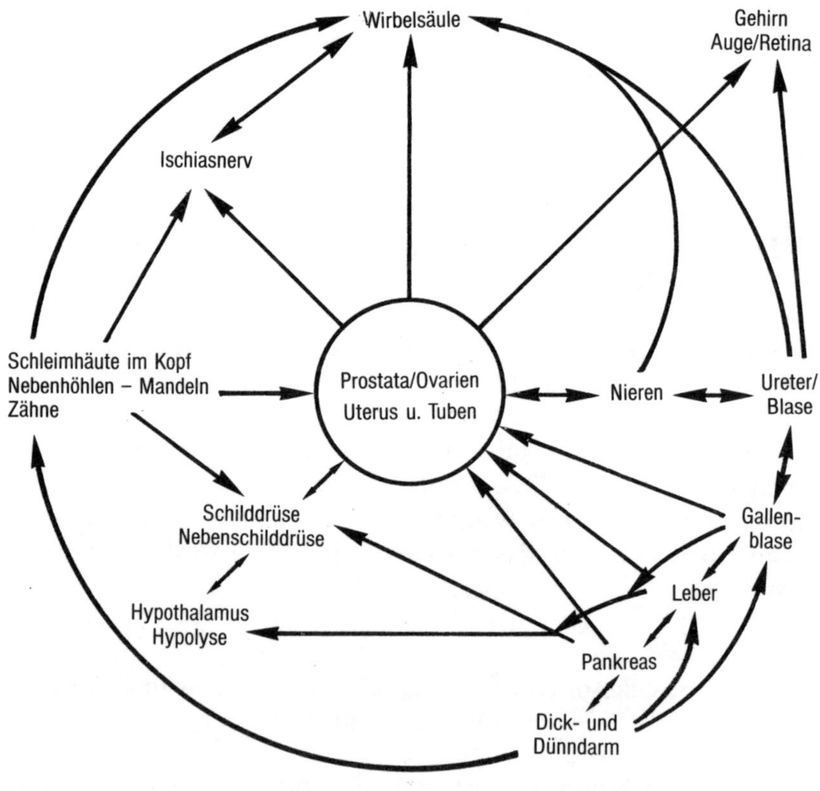

Abb. 39: Die Kausalkette von POUT

medial gelegenen Ast und der Wirbelsäule ab und erreicht die Glutäalregion. Beide Äste verlaufen auf der Rückseite des Oberschenkels weiter abwärts und fließen in der Kniekehle zusammen. Von dort läuft ein nunmehr einzelner Ast des Meridians nach unten zur Rückseite des Unterschenkels und dann zur Rückseite des Außenknöchels. Er zieht weiter entlang der Fußaußenseite zur Lateralseite der Kleinzehenspitze zu B 67, Zhiyin, wo die Verbindung zum Nieren-Meridian besteht.

Kommentar zur POUT-Kausalkette

Wenn wir den Fluß des Blasen-Meridians betrachten, können wir die Verbindung von Blasendysfunktionen zu Herden im Kopf, besonders in den Stirnhöhlen (B 2 Zanzhu) und den Augen (B 1 Jingming) deutlicher verstehen. Es ist von Interesse, daß unsere Patienten sich häufig mit einer Kombination von rezidivieren Augeninfektionen und chronischer Zystitis in ihrer Krankengeschichte vorstellen, welche bei angemessener Behandlung der Blase beide verschwinden. Die chinesische Medizin behauptet, daß die Nieren (die mit der Blase verbunden sind) einen tiefgreifenden Effekt auf das reproduktive System haben (Ovarien und Uterus); Blasen- und Nierenaffektionen können für beträchtliche Zeit latent bleiben, nur um später im reproduktiven System wieder aufzuflammen.

Die POUT-Kausalkette kann Nieren- und Blasen-Meridian in Mitleidenschaft ziehen. Der Blasen-Meridian beginnt am inneren Augenwinkel in B 1 und zieht aufwärts über die Stirn, wobei er die Stirnhöhlen überquert. Daher ist es offensichtlich, daß eine Dysfunktion des reproduktiven Systems innerhalb des Beckens (beim Mann oder der Frau) oder eine Unausgeglichenheit in Nieren oder Blase die Quelle einer Herdstörung im Kopf sein kann: Nebenhöhlenaffektionen, Augen-Probleme oder Kopfschmerzen.

Entsprechend der chinesischen Medizin besteht eine enge Verbindung zwischen Blase und Nieren: Sie sind verheiratete Organe, wobei die Blase der Ehegatte und die Nieren die Ehegattin ist. Falls einer der Gatten einer Störung anheim fällt, sind in der Regel beide betroffen. Wir wissen auch, daß Störungen von Prostata, Ovarien, Uterus und Tuben diese beiden Organe schädlich beeinflussen können, oder umgekehrt. Dies könnte dabei hilfreich sein, die Verbindung von Prostata, Ovarien, Uterus und Tuben zu Erkrankungen der Wirbel-

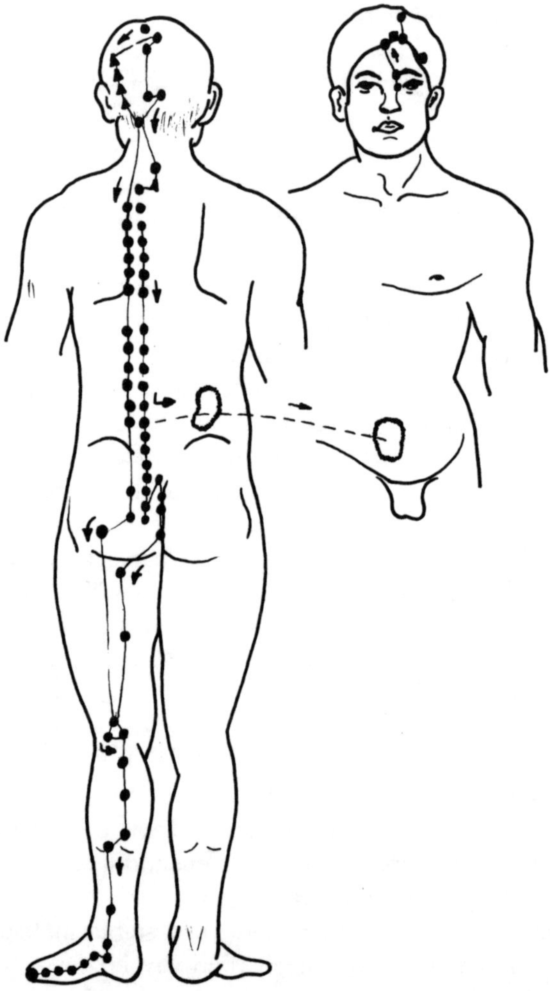

Abb. 40: Der Harnblasen-Meridian

säule zu erklären. Die Nieren kontrollieren die Knochen im gesamten Körper und lassen das Knochenmark entstehen. Das Gehirn ist das Meer des Markes. Daher beeinflußt die Nierenfunktion das Gehirn.

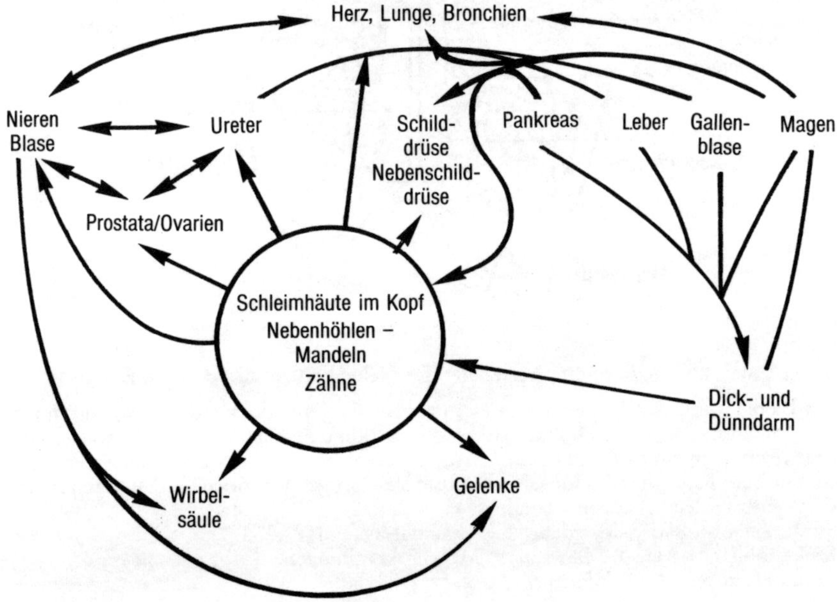

Abb. 41: Schleimhäute im Kopf, Nasennebenhöhlen, Mandeln, Zähne

Der Uterus ist der Palast des Kindes

Der Uterus ist vom Nieren-Jing abhängig. Der Foetus wird angemessen reifen, wenn die Nieren stark sind. Wenn die Nieren stark sind, ist die Befruchtung einfach. Der Uterus hängt von der richtigen Funktion des Herzens ab, welches das Blut reguliert, von der Milz, welche das Blut beherrscht und der Leber, welche das Blut speichert. Wenn in Herz oder Milz ein Mangel besteht, wird der Menstruationsfluß spärlich oder versiegt. Wenn die Leber das Blut nicht richtig speichert, ist die Menstruationsblutung heftig, wie Wasser, das über einen Staudamm schießt.

Die Nieren kontrollieren das reproduktive System, sowohl bei der Frau als auch beim Mann. Wann immer eine Störung der Prostata,

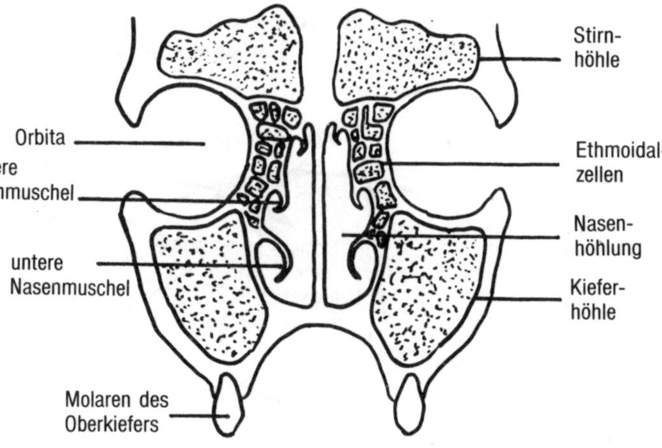

Abb. 42: Anatomische Beziehung der Nebenhöhlen zu den Meridianen

Ein Problem mit den Nebenhöhlen kann auftreten, wenn ein Meridian, der mit ihnen in Verbindung steht, durch eine pathologische (klinisch manifeste) oder energetische Disharmonie in einem Organ oder Organsystem beeinträchtigt wird. Dem Verlauf der Meridiane entsprechend kann eine Störung des Urogenital- oder Verdauungssystems die Nebenhöhlen schädlich beeinflussen:
Stirnhöhlen → Blasen-Meridian → Urogenital-System
Kieferhöhlen → Magen-Meridian → Magenerkrankungen
Ethmoidalzellen → Dickdarm-Meridian → Dickdarm

Ovarien, Uterus oder Tuben vorliegt, können maximal belastete Nieren vorliegen.

Der Uterus hängt auch vom Ren-Mai, dem Konzeptionsgefäß-Meridian und Chong-Mai, dem „Vital-Channel"-Meridian ab. Meridiankomplex Nr. 14 (Kern-Pharma) entspricht dem Konzeptionsgefäß-Meridian. Der Autor fand ihn sehr hilfreich bei der Einstellung und Harmonisierung von Störungen, die durch Prostata, Ovarien, Uterus und Tuben verursacht werden. Ein Meridiankomplex (Kern Pharma) für den Chong-Mai, den „Vital-Channel"-Meridian ist noch nicht erhältlich, aber ich wäre nicht erstaunt, wenn sich dies in naher Zukunft ändern würde.

Die Funktion der Blase in der traditionellen chinesischen Medizin

Das Nie-Ching sagt: „Die Blase ist der provinzielle Beamte, der für die Flüssigkeit verantwortlich ist". Dies bezieht sich natürlich auf den

Urin, welcher überschüssige Körperflüssigkeit darstellt. Ein Teil dieses Überschusses wird als Schweiß verdunstet oder mit den Faezes ausgeschieden, der größte Teil aber wird zur Blase absteigen, um über den Harnleiter entleert zu werden [36].

Worseley spricht von der Blase als dem Beamten, der für die Beseitigung von Flüssigabfall zuständig ist. Die Blase ist außerdem mit der Funktion der Nieren gekoppelt, indem sie hilft, die lebendige Essenz zu bewahren. Die Blase ist lebensnotwendig. Wenn sie nicht funktioniert, wird der Körper über das Erträgliche hinaus belastet und vergiftet [37].

Die Kausalkette der Schleimhäute

Nebenhöhlen, Mandeln, Zähne (Zahnfleisch)

In dieser Kausalkette sind einige wichtige Beziehungen zu beachten, siehe Abb. 41. Das häufigste Problem ist eine Dysbiose, welche Dünn- und Dickdarm betrifft, welche wiederum einen Herd im Kopf produzieren können. Eine Störung im Abdomen (gastrointestinales System: Pankreas, Leber, Gallenblase, Magen) oder im Becken (Urogenital-System) kann, über den Verlauf der Akupunktur-Meridiane, ebenfalls potentieller Ausgangspunkt einer Störung im Kopf sein, siehe Abb. 42. Man sollte bedenken, daß die Nebenhöhlen, die Mandeln und die Zähne mit Energie-Ventilen verglichen werden können [38]. Falls diese blockiert sind, können die Organe in Bauch und Becken Schaden nehmen. Ein Zahnherd, der durch Quecksilbertoxizität verursacht wird, kann eine Störung in Schultern und Nacken, in den Gelenken, der Wirbelsäule und im Urogenitalsystem hervorrufen. Patienten, die Quecksilber nicht ausscheiden können, speichern das Gift im Zentralnervensystem, in den Nieren oder der Haut. Ich habe selten einen Patienten mit chronischer Sinusitis gesehen, der nicht eine Dysbiose hatte. Dr. Schimmel bemerkt auch, daß es keine Spondylose ohne chronische Sinusitis gibt.

Zahnherde: Ein Herd ist nicht-absorbierbares Material im Bindegewebe. Im Falle eines Zahnherdes wird der ganze devitalisierte Zahn zu diesem nicht-absorbierbaren Material. Die Lymphdrainage an dieser Stelle ist häufig behindert. Ein Zahnherd wiederum kann ein bestimmtes Organ oder einen bestimmten Organ-Meridian beeinträchtigen. Wir wissen z.B., daß eingeklemmte untere Weisheitszähne Störungen im Dünndarm oder im Zentralnervensystem auslösen können.

Die Kausalkette der Nieren

Der Nieren-Meridian beginnt an der Unterseite der kleinen Zehe und verläuft schräg zur Fußsohle hinüber, wobei er N 1, Yongquan, erreicht, siehe Abb. 44. Er erscheint dann an der Unterseite des Zahnbein-höckers, in N 2, Rangu und beschreibt eine (rechtsdrehende) – *[Anm. d. Übers.]* Schleife unterhalb des Malleolus medialis, wobei er in die Ferse eintritt. Er steigt dann an der Medialseite des Unterschenkels, hinter dem Innenknöchel zur Kniefalte auf, und weiter entlang der dorso-medialen Seite des Oberschenkels zur Wirbelsäule und verbindet sich nach innen mit seinem namengebenden Organ, der Niere und seinem verbundenen Organ, der Blase. Ein anderer Ast des Meridians tritt wieder aus den Nieren aus und verläuft aufwärts durch Leber und Zwerchfell. Er tritt in die Lungen ein, steigt entlang dem Rachen auf und zieht in die Brust, um sich mit dem Perikard-Meridian des Hand-Jueiyin zu verbinden.

Die lebendige Essenz des Lebens

Die Nieren speichern die lebendige Essenz des Lebens. Das Jing, am besten als „Essenz" übersetzt, ist eine Substanz, die allem organischen Leben zugrundeliegt. Es ist die Quelle organischer Veränderung.

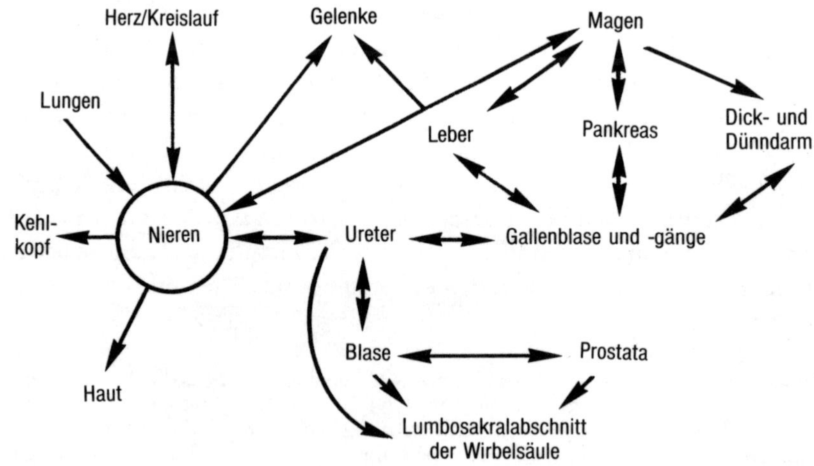

Abb. 43: Kausalkette der Nieren

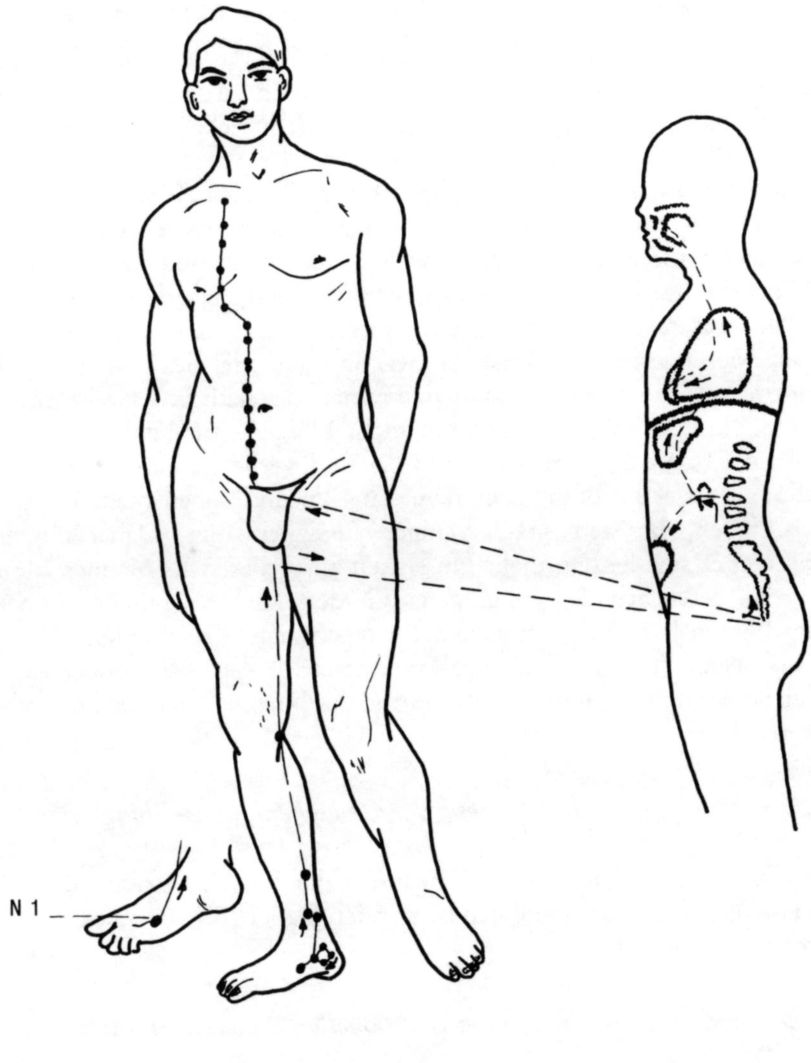

Abb. 44: Der Nieren-Meridian

Das Jing, welches man sich gewöhnlich einer Flüssigkeit ähnlich vorstellt, wirkt unterstützend und ernährend und ist die Basis von Fortpflanzung und Entwicklung [33].

Zu viel Sex

Zu viel Sex kann die Nieren schädigen und das Jing (die lebendige Essenz) erschöpfen. Wenn ein junger Mensch zu viel Sex hat (oder masturbiert), bevor er sich wirklich richtig entwickelt hat, oder wenn eine Person im Zustande der Krankheit oder Vergiftung regelmäßig Sex hat, kann dies das Nieren-Jing schwer schädigen. Je älter ein Mann wird, desto weniger häufig sollte der Samen ergossen werden. Dies ist eine Methode, die lebendige Essenz zu bewahren und die lebendigen Lebenskräfte, die im Nieren-Jing gespeichert sind, zu verjüngen. Gleichwohl sind Ruhe und richtige Ernährung höchst wichtig, um das Jing der Nieren erhalten. Diese Anmerkung „zu viel Sex" bezieht sich normalerweise nicht auf Frauen. Frauen, die natürlicherweise mehr dem Yin zugehören, werden mit mehr Flüssigkeit (Blut) geboren als Männer. Deswegen menstruieren sie und verlieren Flüssigkeit bzw. Blut. Männer gehören mehr dem Yang zu und haben mehr Energie als Frauen, aber sie besitzen weniger Flüssigkeit (Blut). Daher können Frauen es sich leisten, mehr Flüssigkeit zu verlieren als Männer, ohne ihren Nieren Schaden zuzufügen. Wie dem auch sei, Frauen können ihr Nieren-Jing durch zu viele Schwangerschaften erschöpfen, besonders, wenn diese in zu jungen Jahren eintreten. Gleichfalls können zahlreiche Abtreibungen und Fehlgeburten das Nieren-Jing einer Frau sehr verringern.

„Die Nieren speichern die Essenz der Gedanken." (Nan-Ching)

Die Nieren dienen als „die Beamten der Kraft". Begabungen und Handfertigkeiten sind in ihnen begründet. Daher speichern sie die „Essenz" der Gedanken [34].

Die Funktion der Nieren in der traditionellen chinesischen Medizin

1. Speicherung des Jing. Sie beherrschen Geburt, Wachstum und Fortpflanzung. Sie kontrollieren die Knochen, lassen das Mark entstehen und sind mit dem Gehirn verbunden. (Störungen des Ge-

hirns werden normalerweise über den Nieren- und den Gouverneur-Meridian behandelt.)

2. Das Yin und das Yang der Nieren beeinflussen alle anderen Organe, Yin oder Yang.
3. Das Nieren-Feuer ist das „Tor" zum Magen. Der Magen hängt für die Mithilfe bei der Umwandlung der Nahrung in lebendige Essenz vom Nieren-Yang, Feuer, ab.
4. Man sagt, die Lungen senden das Chi abwärts, und die Nieren empfangen es und halten es dort. Die Nieren halten das Lungen-Chi fest. Wenn diese Funktion verloren geht, kann das Lungen-Chi rebellieren. Es kann zu Husten, Keuchen und Bronchialasthma kommen.
5. Die Ohren sind der Eingang zu den Nieren. Chronische Ohrprobleme hängen normalerweise mit Nierenstörungen zusammen. Dennoch liegen akute Probleme mit den Ohren, so wie Klingeln in den Ohren, meistens an Leber- und Gallenblasenstörungen. Dies kommt durch den Verlauf des Akupunktur-Meridians der Gallenblase zustande, der sich um das Ohr windet.
6. Die Nieren kontrollieren das Kopfhaar, die Lungen das Körperhaar.
7. Furcht und Angst können die Nierenfunktion schädigen.
8. Entsprechend der Regel der Fünf Elemente kontrollieren die Nieren (das „Wasser") das Herz (das „Feuer"). Bei renalem Bluthochdruck besteht häufig ein Mangel in den Nieren (Wasser) und ein Überschuß im Herzen (Feuer).
9. Die Nieren herrschen über das Wasser. Es ist das Nieren-Yang, oder „Feuer", welches hilft, das Wasser im Körper im Gleichgewicht zu halten. Flüssigkeitsretention oder Oedem, besonders von der Hüfte abwärts, ist oft Folge einer Nierenstörung. Frauen mit aufgeschwollenen Hüften und Beinen haben oft maximal belastete Nieren.
10. Die Nieren speichern die Essenz der Gedanken. Wenn eine Schwäche der Nieren besteht, hat der Patient oft ein schlechtes Gedächtnis.
11. Die Nieren überwachen die Knochen im ganzen Körper. Beachten Sie: Wann immer ein Patient mit den Nieren assoziierte Symptome entwickelt, ist die Krankheit weit in den Körper vorgedrungen.

Kommentar zur Kausalkette der Nieren

Beachten Sie, wie der Nieren-Meridian von der Fußsohle aufsteigt, zum Innenknöchel und dann aufwärts zur Medialseite der Kniefalte, wie er am Oberschenkel entlang nach oben verläuft und nahe der Wirbelsäulenbasis in das Körperinnere eindringt. Dr. Schimmels Kausalkette der Nieren schädigt, so sagt man, die Gelenke. Dies würde wahrscheinlich, wegen des Verlaufes des Nieren-Meridians, Knie- und Fußgelenke und die Wirbelsäule betreffen. Die Beziehung der Nieren zum reproduktiven und zum Urogenitalsystem (Prostata, Ovarien, Uterus, usw.) ist in der traditionellen chinesischen Medizin wohlbekannt. Die Verbindung der Nieren zu Leber, Lungen, Herz und Kreislauf ist wiederum durch den natürlichen Verlauf ihres Akupunktur-Meridianes gut belegt.

Die Kausalkette der Lungen

Der Lungen-Meridian beginnt im mittleren Jiao und verläuft abwärts, um mit dem Dickdarm Verbindung herzustellen. Sich zurückwendend, zieht er aufwärts durch das Zwerchfell, um in die Lunge einzutreten, seinem namengebenden Organ. Indem er vom Lungeninneren her an die Körperoberfläche vordringt, kommuniziert er mit dem Rachen. Er verläuft diagonal zu Lu 1, Zhongfu, unter dem Schlüsselbein. Er zieht dann abwärts an der Medialfläche des Armes zur Ellbogenfalte, zu Lu 5, Chize. Von dort verläuft er weiter entlang dem medialen Unterarm, überzieht die Hauptarterie im Handgelenk und erreicht an der Medialseite des Processus styloideus radii, oberhalb des Handgelenkes, Lu 9, Taiyuan. Dann erscheint er auf der Radialseite des Daumenendgliedes in Lu 11, Shaoshang.

Ein anderer Ast des Lungen-Meridians spaltet sich am Handgelenk ab und läuft direkt zur Radialseite der Zeigefingerspitze, wo er sich mit dem Dickdarm-Meridian verbindet.

Die Lungen beherrschen das Körperäußere und alle Yin-Organe. Sie sind gegenüber schädlichen äußeren Einflüssen am empfindlichsten. Aus diesem Grunde werden die Lungen das „zarte" Organ genannt. Weil eine enge Verbindung der Lungen mit dem Chi besteht, sind sie gegenüber Störungen mit mangelndem Chi besonders empfindlich. Disharmonien der Lunge beinhalten normalerweise einen Mangel an Yin.

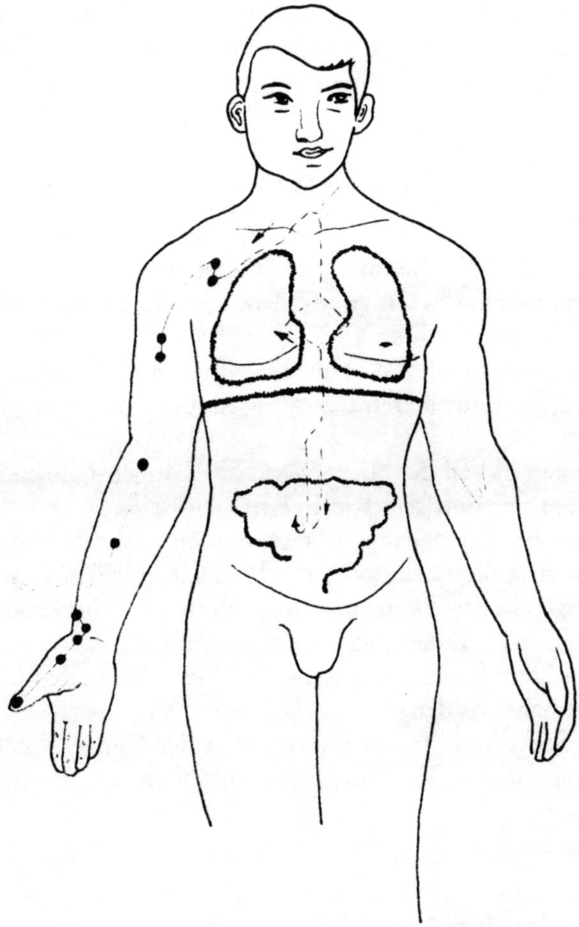

Abb. 45: Der Lungen-Meridian

Kommentar zur Kausalkette der Lungen

Der Lungen-Meridian hat eine enge Beziehung zum Herzen (Kreislauf) im oberen Jiao und stellt, indem er das Zwerchfell durchzieht, eine Verbindung nach innen mit dem Dickdarm, seinem verbundenen Organ, her. Eine Störung im Thorax (den Lungen) kann eine Störung im Abdomen (Magen, Leber, Gallenblase, Pankreas) und Becken (Darm, Nieren, Prostata) auslösen. Eine Störung im Abdomen oder Becken wiederum kann eine Disharmonie in Thorax und Lungen verursachen.

Die Funktion der Lungen in der traditionellen chinesischen Medizin

1. Sie beherrschen die Energie des Chi. Sie regieren die Atmung: die Luftaufnahme, die Trennung des Guten vom Unbrauchbaren und die Kombination des Guten mit dem Chi aus der Nahrung zur Herstellung des regelrechten Chi.
2. Die Lungen regieren die Haut, sie öffnen und schließen die Poren.
3. Die Lungen kontrollieren das Wei-Chi, oder die Verteidigungsenergie.
4. Die Lungen öffnen die Nase. Wenn das Lungen-Chi stark ist, atmet der Patient frei und sein Riechvermögen ist gut.
5. Wenn in den Lungen ein Hitzeüberschuß besteht, können Halsschmerzen vorkommen oder die Mandeln infiziert sein.
6. Die Lungen kontrollieren das Körperhaar (die Nieren kontrollieren das Kopfhaar). Frauen mit zu viel Körperhaar haben oft einen Zustand des Überflusses in den Lungen. Dies kann auch durch Hormone verursacht werden.
7. Zu viel Sorge und Trauer werden von der Lunge gesteuert. Menschen, die zu ständiger Sorge neigen, haben oft maximal belastete Lungen.

Äußere schädliche Einflüsse sind: Alle Arten von Grippe, Viren, Bakterien, welche aus der Luft aufgefangen werden, werden mit dem Wind verschleppt. Es ist das Wesen der „Wind-Erkrankungen", daß sie plötzlich wie ein Sturm eintreten und schnell wieder verschwinden. Sie betreffen normalerweise die oberen Körperpartien, so wie Lungen oder Hals, Nase und Ohren. Die Lungen sind die vorderste energetische Verteidigungsfront des Körpers gegen schädliche äußere Einflüsse, weil sie die Haut und somit das Öffnen und Schließen der Poren kontrollieren.

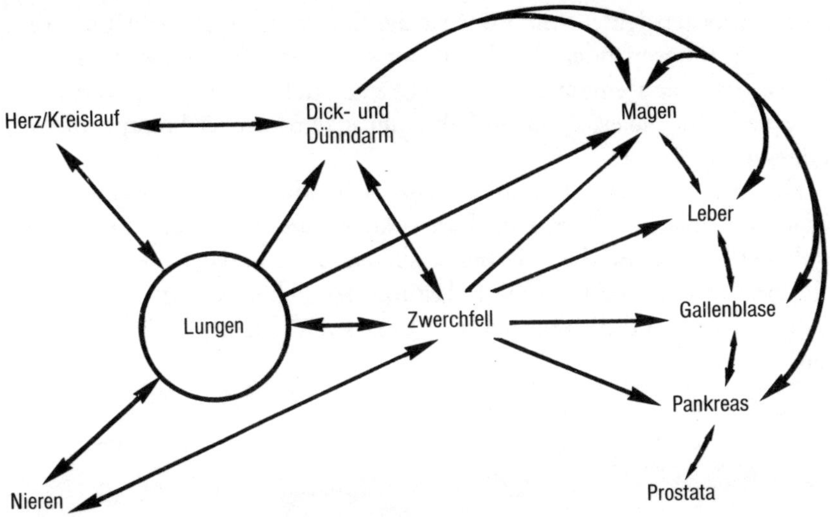

Abb. 46: Kausalkette der Lunge

Die übrigen Kausalketten (Blase, Haut, ZNS)

Die oben in der Diskussion der Kausalketten dargelegten Theorien dienen auch dazu, die Zusammenhänge in den übrigen Kausalketten zu erklären. H. Schimmels Kausalketten werden lebendig und begreifbar, wenn sie durch die Augen eines Akupunkteurs betrachtet werden, der das Meridiansystem versteht; für jene aber, die die darin enthaltenen Theorien nicht verstehen, bleiben sie ein Geheimnis.

Kommentar zur Kausalkette der Haut

BER-Techniken (Bio-Elektronische Regulationstechniken) zeigen, daß, bei vielen Hautbeschwerden, eine Pankreasdysfunktion besteht, welche behandelt werden sollte. Bei allen allergischen Hautproblemen, so z.B. ein Ekzem, muß nach Herden (wie zum Beispiel Tonsillen, Zähne, Adnexe usw.) gesucht werden. Dies ist angezeigt, wenn in der Erkrankung eine mögliche Autoimmunkomponente besteht [35].

Der Autor hat festgestellt, daß die meisten Hautbeschwerden von einer Giftansammlung in Pankreas, Leber, intrahepatischen Gallengängen,

Nieren oder Darm herrühren. Die Nicht-Ausscheider sind diejenigen, die am meisten leiden. Sie können die Giftrückstände nicht über die Leber, die Nieren oder den Darm ausscheiden. Daher „wählen" die Toxine, die nach einem anderen Ausweg suchen, die Haut. Kausaltherapie ist für die erfolgreiche Behandlung chronischer Hautprobleme sehr wichtig.

Die meisten Patienten in meiner Behandlung mit Beschwerden wegen chronischer Dermatitis hatten auch eine chronische Dysbiose, welche über die intrahepatischen Gallengänge und das Pankreas ebenfalls eine zusätzliche toxische Belastung der Leber verursachten. Eine systemische Candida-albicans-Infektion sollte nicht übersehen werden.

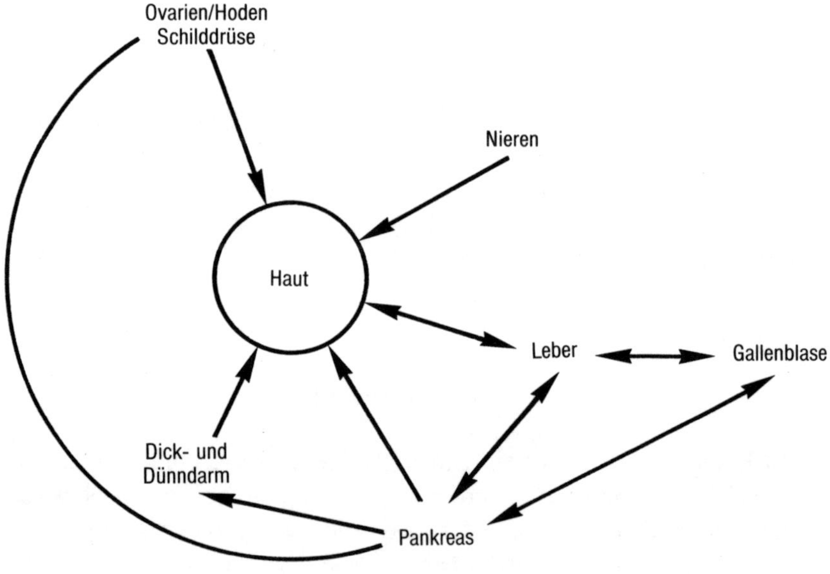

Abb. 47: Die Kausalkette der Haut

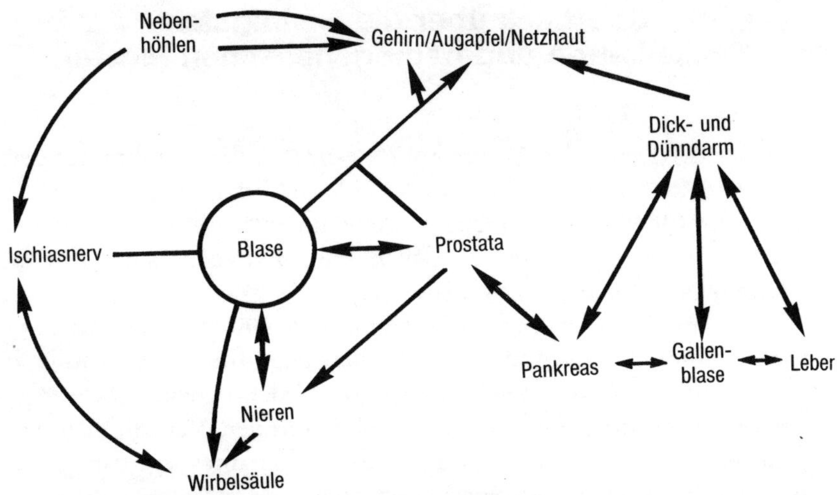

Abb. 48: Die Kausalkette der Blase

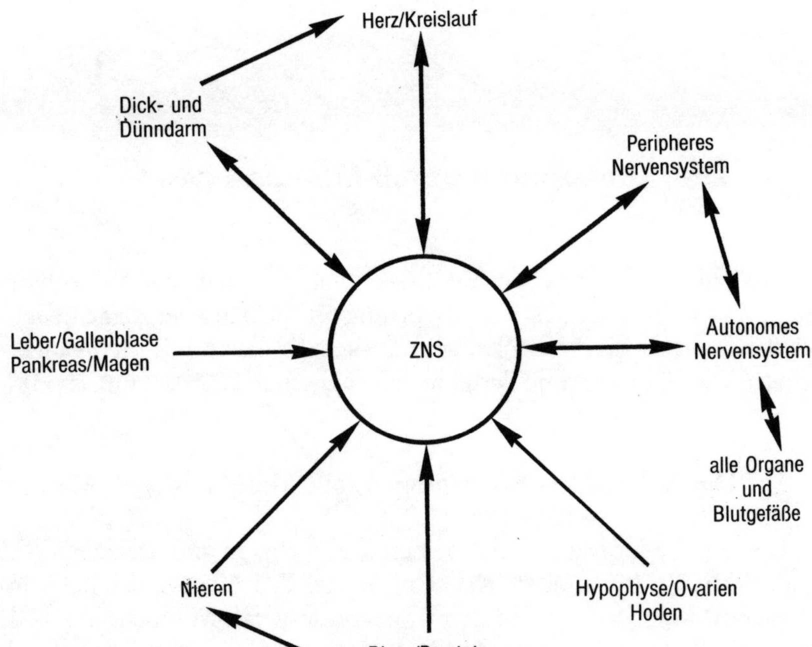

Abb. 49: Die Kausalkette des Zentralen Nervensystems (ZNS)

Überblick über die wichtigsten Kausalketten und pathogenetischen Muster

In der Erfahrung des Autors konnte bei 90 % der von ihm mit dem Segmentelektrogramm oder dem VEGAtest-Verfahren getesteten Patienten die Quelle des Problemes in einem der folgenden Organe gefunden werden: 1. Leber, 2. Gallenblase, 3. Pankreas, 4. Nieren, 5. Dünn- oder Dickdarm, 6. Nebenhöhlen.

Eine kritische Belastung der Nebenhöhlen kann zu einer Pankreasstörung führen. Eine Störung der Gallengänge führt auch häufig zu Problemen mit Nieren oder Harnleitern, und urogenitale Störungen können wiederum ein chronisches Problem in den Nebenhöhlen verschlimmern. Der Darm ist für 80 % der dominanten Herdstörungen aufgrund chronischer Dysbiosen zuständig.

Dies sind die häufigsten Kausalketten und Krankheitsentstehungsmuster, welche ständig in der klinischen Praxis auftreten. Dennoch gibt es auch andere Kombinationen.

Der Konzeptionsgefäß-Meridian (Ren-Mai)

Das chinesische Zeichen für diesen Meridian bedeutet Verantwortung, was wahrscheinlich Verantwortung für die Yin-Meridiane bedeutet. Es ist auch die Nebenbedeutung der „Konzeption" (Schwangerschaft), was der Ursprung der üblichen englischen Übersetzung ist [36].

Der Verlauf des Konzeptionsgefäß-Meridians (Ren-Mai)

Das Konzeptionsgefäß hat seinen Ursprung in der Beckenhöhle, siehe Abb. 50. Ein innerer Ast stammt von den Nieren, erscheint im Perineum und trifft dort auf den Konzeptionsgefäß-Meridian in KG 1, Huiyin („Perineum"). Der Meridian steigt im vorderen Bereich durch das Becken zur Mitte des Abdomens auf, wo er entlang der Mittelachse des Körpers durch das obere Abdomen, den Thorax, Hals und Mund

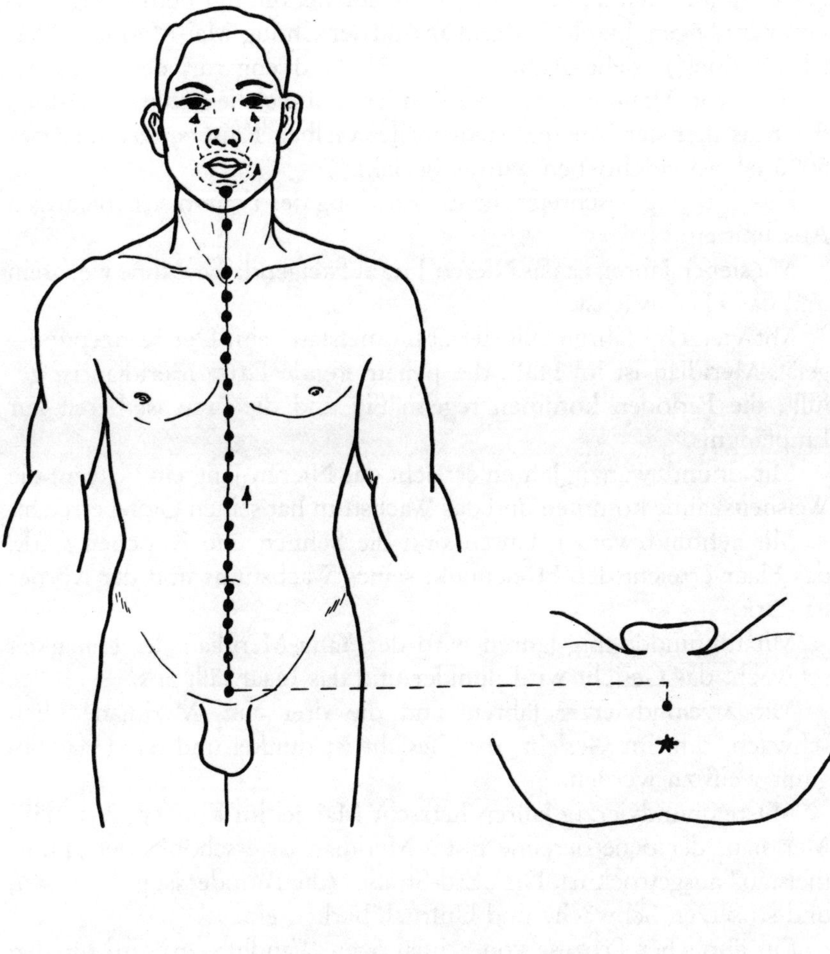

Abb. 50: Das Konzeptionsgefäß (Ren-Mai)
(der vordere Mittellinien-Meridian)

weiter aufsteigt und Äste zu den Orbitae sendet. Ein innerer Ast stellt die Verbindung zu KG 24, Chengjiang, her.

Die Funktionen des Konzeptionsgefäß-Meridians (Ren-Mai)

Der KG-Meridian ist der wichtigste Meridian, der alle Erkrankungen der Genitale beeinflußt, insbesondere solche, die mit dem Uterus zusammenhängen. Der KG-Meridian und der Chong-Mai-Meridian ("Vital Channel"), siehe Abb. 50 und 51, sind eng mit den „Lebenszyklen" von Mann und Frau verbunden, auf welche sich das Nei-Jing, der Klassiker der Inneren Medizin des Gelben Kaisers, das vor etwa 5000 Jahren geschrieben wurde, bezieht.

Das Nei-Jing beschreibt die Entwicklung der Frau in siebenjährigen Abschnitten:

Mit sieben Jahren ist das Nieren-Jing aufsteigend: die Zähne wechseln und das Haar wächst.

Mit vierzehn Jahren fällt der „Himmelstau" ein: Der Konzeptionsgefäß-Meridian ist im Fluß, der penetrierende Extra-Meridian ist gefüllt, die Perioden kommen regelmäßig und die Frau ist bereit zur Empfängnis.

Mit einundzwanzig Jahren erreicht das Nieren-Jang ein Plateau: die Weisheitszähne kommen und das Wachstum hat seinen Gipfel erreicht.

Mit achtundzwanzig Jahren sind die Sehnen und Knochen stark, das Haar erreicht den Höhepunkt seines Wachstums und der Körper ist stark.

Mit fünfunddreißig Jahren wird der Yang-Meridian der Helligkeit schwach, das Gesicht wird dunkler und das Haar fällt aus.

Mit zweiundvierzig Jahren sind die drei Yang-Meridiane oben schwach, d.h. im Gesicht, das Gesicht ist dunkel und das Haar beginnt weiß zu werden.

Mit neunundvierzig Jahren herrscht Mangel im Konzeptionsgefäß-Meridian, der penetrierende Extra-Meridian ist erschöpft, der „Himmelstau" ausgetrocknet. Die „Erd-Straße" (die Periode) ist geschlossen, und so setzen Schwäche und Unfruchtbarkeit ein.

Ein ähnlicher Prozess von achtjährigen Wandlungen wird für den Mann beschrieben:

Mit acht Jahren sind die Nieren mit Jing gefüllt: Das Haar ist gewachsen und die Zähne wechseln.

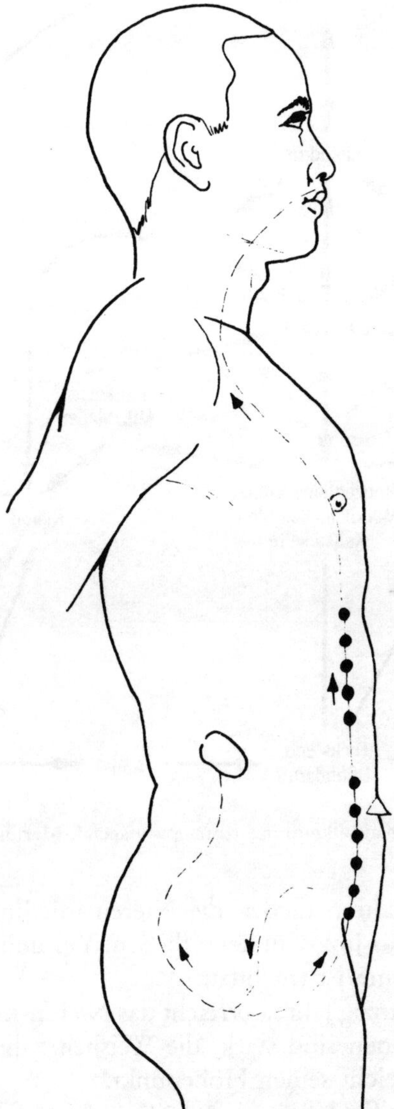

Abb. 51: Chong-Mai (der „Vital Channel")

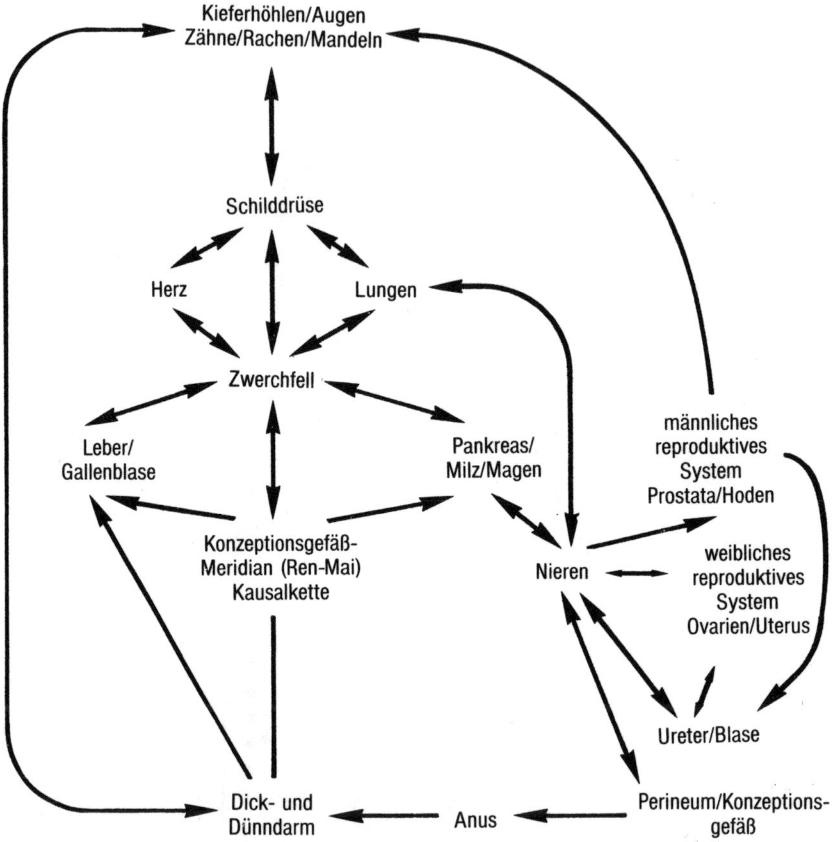

Abb. 52: Die Kausalkette des Konzeptionsgefäß-Meridians (Ren-Mai)

Mit sechzehn Jahren fließen die Nieren mit Jing über: der Himmelstau fällt ein, das Jing-Chi kann fließen, Yin und Yang sind in Harmonie und der Mann ist fruchtbar.

Mit vierundzwanzig Jahren erreicht das Nieren-Jing ein Plateau: Die Knochen und Sehnen sind stark, die Weisheitszähne erscheinen und das Wachstum erreicht seinen Höhepunkt.

Mit zweiunddreißig Jahren sind die Knochen und Sehnen am stärksten und das Fleisch ist voll und stark.

Mit vierzig Jahren ist das Nieren-Jing geschwächt, die Haare fallen aus und die Zähne lösen sich.

Mit achtundvierzig Jahren ist das Yang-Chi oben erschöpft, das Gesicht dunkelt, und das Haar wird weiß.

Mit sechsundfünfzig ist das Leber-Jing schwach, die Sehnen sitzen fest, der Himmelstau ist aufgebraucht, es ist wenig Samen vorhanden, die Nieren sind schwach und der Körper und die ganze Erscheinung sind „am Ende".

Mit vierundsechszig sind keine Haare und keine Zähne mehr vorhanden.

Aus allem folgt, daß das Jing das Material ist, das den Körper mit der Möglichkeit der Entwicklung, von der Zeugung bis zum Tode, erfüllt. Disharmonien des Jing können zu abnormaler sexueller Reifung, sexueller Dysfunktion, Fortpflanzungsunfähigkeit und vorzeitigem Altern führen. Was der Westen als kongenitale Anomalien bezeichnet, wird oft als Jing-Störung angesehen.

Chi ist die zur Bewegung gehörende Energie (jede Bewegung, selbst eine Welle im Ozean besitzt demnach Chi); Jing ist die Substanz, die zur langsamen Bewegung organischer Veränderungen gehört. Chi fließt mit dem Äußeren, Sichtbaren, der Bewegung; Jing, welches dunkel, still, feucht und warm ist, ist das innere Wesen von Wachstum und Niedergang. Das Chi und das Jing eines Individuums hängen voneinander ab. Das Chi entsteht aus dem Jing, da das vorgeburtliche Jing die Quelle des Lebens ist. Aber Chi hilft die Nahrung nach der Geburt in Jing zu verwandeln, wodurch es das entstandene Leben unterhält und ausdehnt. In Beziehung zueinander sind Chi und Jing wie Yin und Yang.

Im Vergleich mit Blut jedoch ist Jing die aktivere oder Yang-Erscheinung. Blut wird mit den alltäglichen Kreisläufen von Erhaltung, Ernährung und Reparatur im Zusammenhang gesehen. Jing gehört zu den im Vorgange befindlichen, langfristigen Entwicklungen. Das Blut kann als statisch betrachtet werden, da es über sich immer wiederholende Kreisläufe wacht; Jing ist die Flüssigkeit, die durch Zeit und Geschichte vorwärtstreibt, die Basis der Fortpflanzung, des Wachstums, der Reifung, der Zersetzung. Daher ist Jing wie Yang, wenn es mit Blut verglichen wird; im Vergleich zu Jing ist das Blut wie Yin [37].

Symptome, die mit dem KG-Meridian (Ren-Mai) assoziiert sind

Beachten Sie, daß der KG-Meridian, der Gouverneur-Meridian und die anderen Extra-Meridiane sich von den zwölf Haupt-Meridianen dadurch unterscheiden, daß sie kein spezifisches Organ repräsentieren (wie z.B. der Leber-Meridian die Leber).

1. Anale Dysfunktionen,
2. Störungen des Genitales bei der Frau:
   a) fibröse Tumoren des Uterus,
   b) Zysten des Ovars,
3. Menstruationsstörungen;
   a) Menorrhagien,
   b) Amenorrhöe,
   c) Dysmenorrhöe,
4. Störungen des Genitales beim Mann:
   a) der Prostata,
   b) der Hoden,
   c) Ejaculatio praecox,
5. Dysbiose des Dünn- oder Dickdarms,
6. Gastritis,
7. Verlust der Vitalität, Erschöpfung, Ermüdung,
8. Vorzeitiges Altern,
9. Herzerkrankungen,
10. Erkrankung der Atmungsfunktion:
    a) Asthma,
    b) Bronchitis,
11. Psychosomatische Störungen,
12. Störungen des Parasympathikus,
13. Gedächtnisstörungen,
14. Endokrine/Schilddrüsenstörungen, der Meridian verläuft durch die Schilddrüse über KG 22 und durch Milz/Pankreas, was die Schilddrüse indirekt betrifft.
15. Störungen von Pankreas, Leber, Gallenblase, Gallengängen und Magen,
16. Erkrankungen des Rachens, der Mandeln, der Kieferhöhlen;
17. Probleme mit den Augen (Zweige des KG-Meridians gehen zu den Augen).
    (Siehe Abb. 52, Kausalkette des KG-Meridians (Ren-Mai))

Der Gouverneur-Meridian (Du-Mai)

Das Wort „Du" bedeutet „herrschen" auf chinesisch, und man glaubt, daß dieser Meridian die Funktion hat, alle Yang-Meridiane zu beherrschen [38].

Der Verlauf des Gouverneur-Meridians (Du-Mai)

Der Meridian beginnt im Becken, siehe Abb. 53. Ein innerer Ast beginnt bei den Nieren und erreicht das Genitale. Er erscheint im Perineum und zieht zu KG 1 und zu GM 1 (Gouverneur-Meridian 1). Ein anderer Ast verläuft durch das Steißbein und fließt entlang dem Zentrum der Wirbelsäule nach oben.

Anmerkung: In der chinesischen Medizin heißt es, dieser Meridian ernähre das Rückenmark und das Gehirn. Erinnern Sie sich, daß der Gouverneur-Meridian seinen Ursprung im Becken und den Nieren hat. In der Schulmedizin existiert ein interessanter Zusammenhang: Indem Prostaglandine (teilweise von der Prostata sezerniert) und Adrenalin (von den Nebennieren sezerniert) wichtige Neurotransmitter im Gehirn sind, das bedeutet, chemische Substanzen, welche Nervenimpulse über neuronale Synapsen fortleiten .... Zufälligerweise besteht ein wichtiger Zusammenhang zwischen dem Gouverneur-Meridian (Du-Mai), dem KG-Meridian und den Kriegskünsten der „Inneren Schule" sowie dem taoistischen Yoga. Dies hängt, genauer, mit ihrer Beziehung zu den Nieren und dem Gehirn zusammen. Eines der Ziele der inneren Schule ist es, das Sperma-Jing von den Nieren die Wirbelsäule aufwärts (Du-Mai-Meridian) zum Kopf zu senden und dann entlang dem KG-Meridian (Ren-Mai) der Körpervorderseite wieder nach unten zum Genitale, wobei er durch die drei „Dantiens" fließt. Wenn dies stattfindet, so sagt man, wird der Körper auf bedeutende Weise neu belebt. Das Chi fließt harmonisch und unbehindert und kann jedem Angriff widerstehen. [39]. Als nächstes erreicht der Meridian KG 16, Fengfu. Von dort durchzieht ein innerer Ast das Gehirn. Der Haupt-Meridian fließt vom Scheitelpunkt des Kopfes zu GM 20 (Baihui). Er verläuft weiter abwärts quer über die Stirn und Nase zur Oberlippe und tritt in das obere Zahnfleisch ein, siehe Kausalkette des Gouverneur-Meridians, Abb. 54.

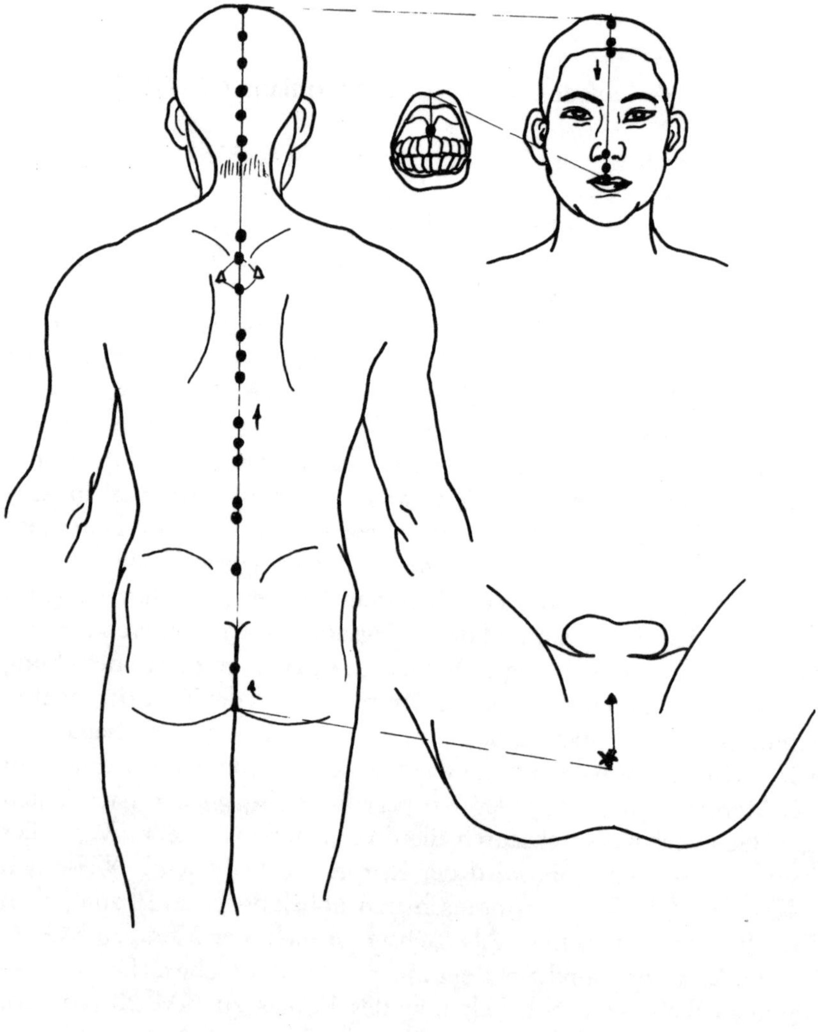

Abb. 53: Der Gouverneur-Meridian (Du-Mai)
(der Mittellinien-Meridian des Rückens)

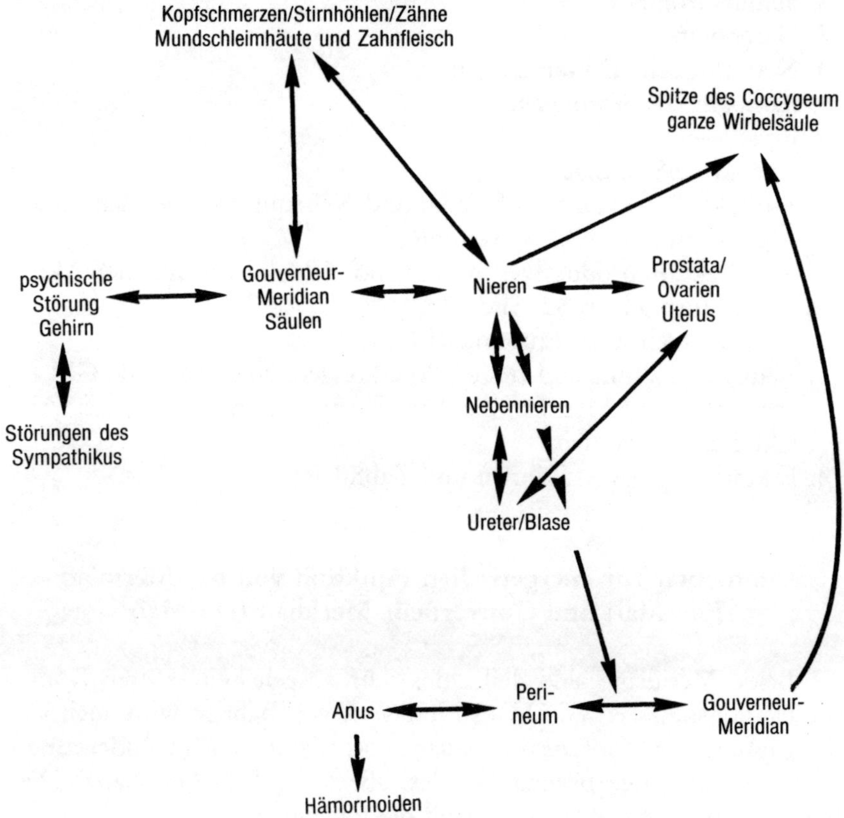

Abb. 54: Die Kausalkette des Gouverneur-Meridians (Du-Mai)
(von Stuart J. Zoll)

Symptome, die mit dem Gouverneur-Meridian (Du-Mai) in Verbindung stehen

1. Alle Probleme mit dem Anus, Hömorrhoiden,
2. Schmerz an der Steißbeinspitze,
3. Krämpfe und Schmerzen entlang dem gesamten Verlauf der Wirbelsäule,
4. Probleme, die das männliche oder das weibliche Genital betreffen, Fertilitätsstörungen,

5. Kopfschmerzen (Hinterhaupt und Stirn),
6. Sinuitis frontalis,
7. Nasenbluten,
8. Neurologische Erkrankungen,
9. Sympathikus-Störungen,
10. Psychosen,
11. Endokrine Störungen:
    - direkt: Reproduktives System und Nebennieren über den Akupunkturpunkt GM 4, Menming,
    - indirekt: Reproduktives System und Nebennieren über den Akupunkturpunkt B 62, Shenmo,
12. Verlust psychischer Empfindsamkeit,
13. Häufige Erkältung und virale Erkrankungen; über den Punkt GM 4, verstärkt dieser Meridian die Abwehrenergien im Körper, die Wei-Chi genannt werden.
14. Erkrankungen von Zähnen und Zahnfleisch.

Kommentar zur energetischen Funktion von KG-Meridian (Ren-Mai) und Gouverneur-Meridian (Du-Mai)

Beide Meridiane sind Teil eines sehr ausgefeilten inneren Kommunikationsnetzwerkes. Dieses Netzwerk von Bahnen wird auch als das „System der acht Extra-Meridiane" bezeichnet (auch wundersame, seltsame, eigenartige, psychische oder außerordentliche Meridiane). Die übrigen sechs Extra-Meridiane sind die folgenden:

Chong-Mai ("Vital Channel"), Dai-Mai ("Belt Channel"), Yang-Chio-Mai, Yin-Chio-Mai, Yang-Wei-Mai (Regulations-Bahn des Yang), Yin-Wei-Mai (Regulationsbahn des Yin), siehe Abb. 55 bis 59, „Der Verlauf der Extra-Meridiane". Die Extra-Meridiane werden verwendet, um hartnäckige Zustände zugänglich zu machen und eine Wandlung im Heilungsprozeß zu schaffen. Sie sind von außerordentlichem Wert, besonders, wenn andere angemessene Therapien versagen oder ein Plateau erreichen. „Ihre Spannweite, auf welche in zahlreichen modernen und historischen Texten hingewiesen wird, reicht vom Körperlichen bis tief in die Psyche". [40] Sie werden am besten immer dann angewendet, wenn eine tiefe Energieblockade vorliegt. Der englische Professor Worseley bezeichnet diese Energieblockaden als „aggressive Energie". Diese aggressive Energie liegt in einem emotionalen und/oder psychischen Schock und einer Ansammlung von psychischer Verunreinigung und Toxinen begründet [41]. Diese psychischen und körperlichen Schockerlebnisse können den regelrechten Fluß der vitalen Lebenskräfte im Akupunktur-Meridiansystem behindern oder ihn ganz aufhalten. Aggressive Energie, energetische Blockaden, sind „Störfelder" oder „Leerräume oder Blasen negativer Energie". Chronische Blockaden verursachen eine Veränderung in der materiellen Struktur in den übergeordneten biologischen Ebenen (Zelle-Gewebe-Organ). „Energie-Blockaden schränken immer das Bewußtsein ein, rühren von unverarbeiteten Erfahrungen her und können mit der Energie in den Akupunktur-Meridianen in Wechselbeziehung treten und so zu Erkrankungen führen. Die Interaktion zwischen den Energieebenen findet über die Chakras statt. Chakras sind Energiezentren." (Prof. Heim, Universität Heidelberg). Aufgrund meiner Erfahrung mit sowohl der traditionellen chinesischen Medizin, als auch der BER-Medizin, bin ich überzeugt, daß zwischen den inneren Organen, den zwölf Haupt-Meridianen, den acht Extra-Meridianen, den Chakras und der Psyche des Menschen oder seiner geistigen Natur ein systematischer und biorhythmischer Zusammenhang besteht.

Wenn die Meridiankomplexe Nr. 13 und Nr. 14 (Kern-Pharma) in den richtigen Situationen verschrieben werden, können sie bei Zuständen, die hartnäckig und therapeutisch unzugänglich erschienen, außerordentliche Wirksamkeit zeigen. Diese Meridiankomplexe (Kern Pharma) unterstützen die Unschädlichmachung „abnormer, aggressiver Energieblockaden", welche tief in der Psyche des Patienten verschüttet liegen. Der Prozeß der Unschädlichmachung beginnt mit der Aktivierung des KG-Meridians und des Gouverneur-Meridians. Diese beiden Extra-Meridiane sind für das Yin verantwortlich und herrschen über die Yang-Energie des gesamten Körpers. Als Folge dessen gelangen psychische Verunreinigungen und Toxine leichter vom Inneren an die Körperoberfläche.

Meridiankomplex Nr. 14 (Kern Pharma) aktiviert den KG-Meridian, das dritte Chakra (Plexus Solaris) und entspricht dem der Milz verbundenen Organ, dem Pankreas. „Nach meiner Theorie gibt es zwei Hauptströme von Energie aus einer anderen Dimension, welche in das dritte und das siebente Chakra fließen. Das dritte Chakra erhält am meisten von dieser Energie. Ich glaube, daß diese außerirdische Energie eine liebende Energie ist, und wir entwickeln Störungen der Chakra-Energie, wenn wir mit dieser Energie nicht umgehen können." (Dr. Helmut Schimmel).

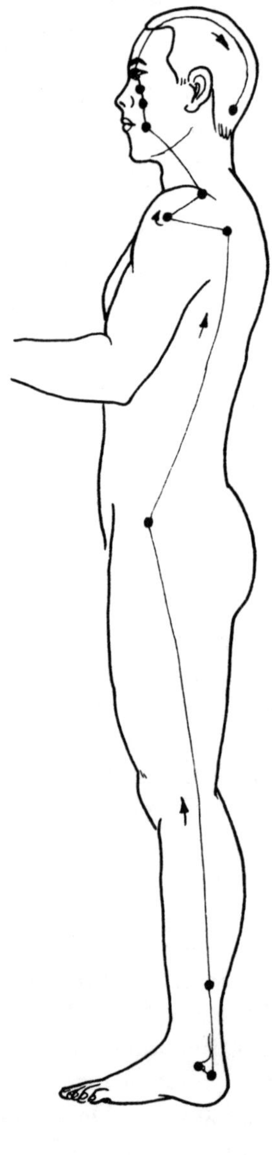

Abb. 55: Yang-Chiao-Mai
(Der Meridian der Beweglichkeit des Yang)

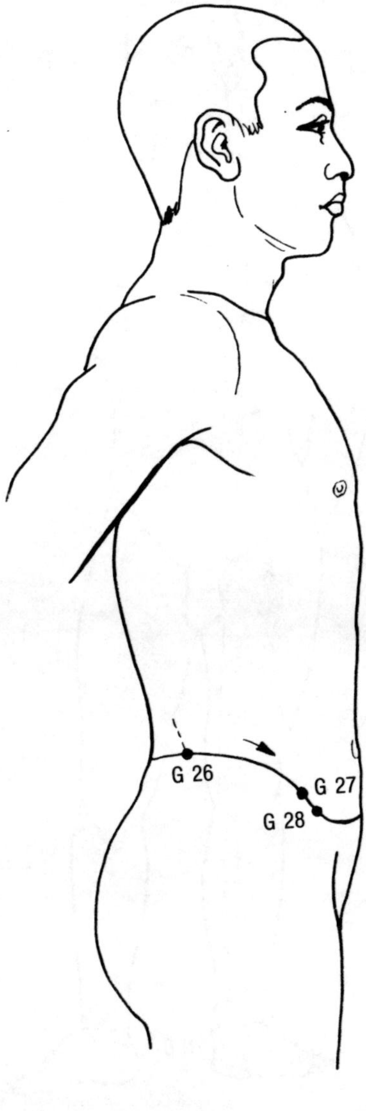

Abb. 56: Dai-Mai (Der Gürtel-Meridian)

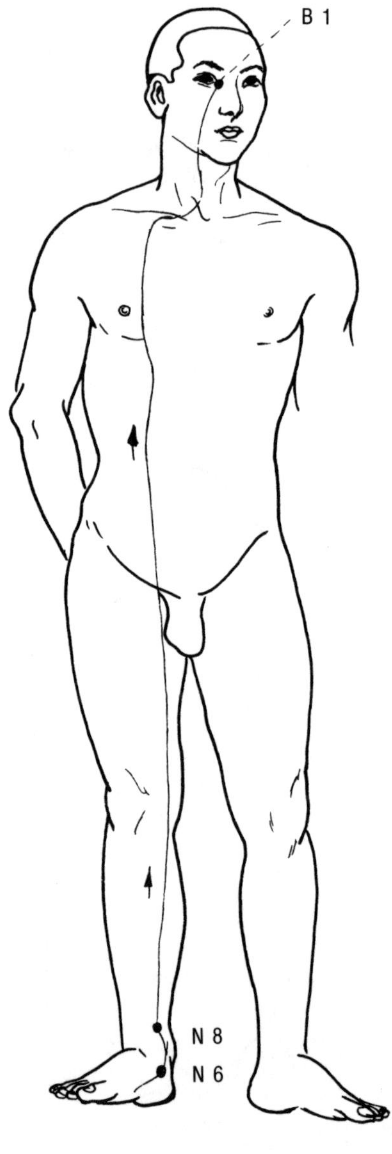

Abb. 57: Yin-Chiao-Mai
(Der Meridian der Beweglichkeit des Yin)

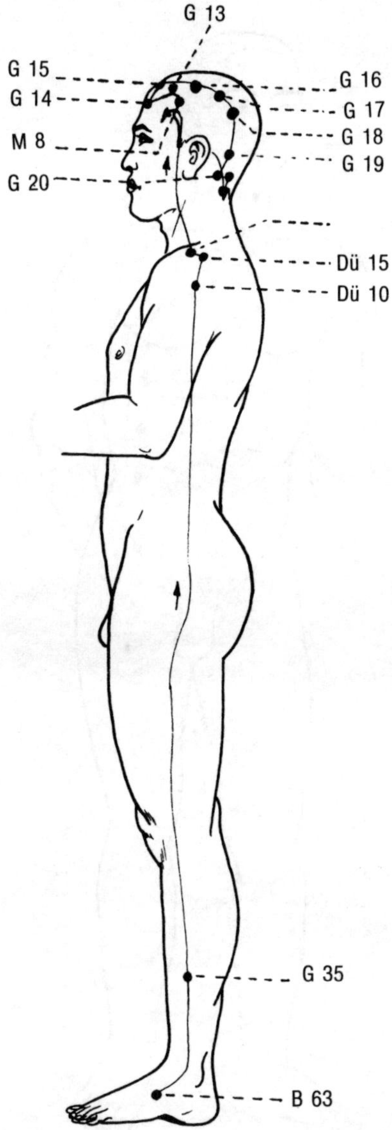

Abb. 58: Yang-Wei-Mai
(Der Regulations-Meridian des Yang)

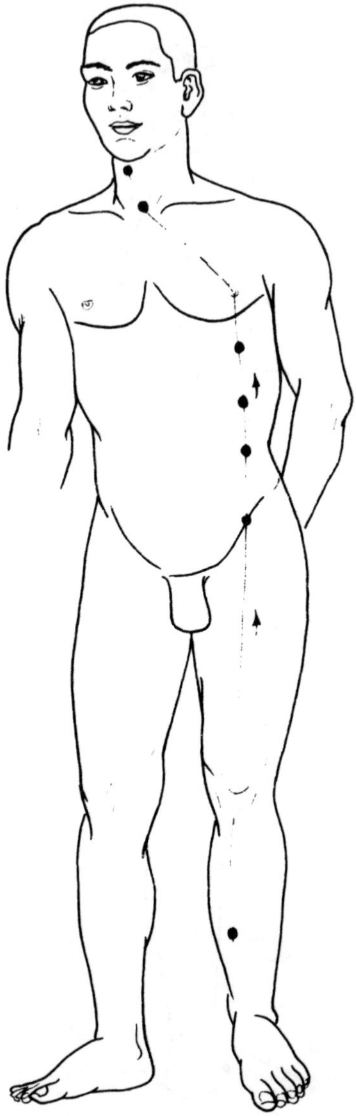

Abb. 59: Yin-Wei-Mai
(Der Regulationsmeridian des Yin)

Der Wille des Patienten, an emotionalen Problemen zu arbeiten, besonders solchen, die mit Toleranz, Vergebung und Mitgefühl zu tun haben, kann größer werden, wenn Milz/Pankreas, der KG-Meridian und das dritte Chakra harmonisiert und reguliert werden. Ich würde empfehlen, daß, wenn Sie diese beiden Meridiankomplexe (Kern Pharma), Nr. 13 und Nr. 14 verschreiben, Sie den Patienten über die Möglichkeiten, die ihm aufgetan werden, informieren, nämlich aus dem Blickwinkel der Toleranz und der Vergebung emotionale Probleme anzugehen, zu lernen, die „pervertierten Energien" loszulassen, welche Behinderungen darstellen, die die Erfahrung wirklicher Liebe, selbstloser Liebe, beeinträchtigen. Diese Fähigkeiten werden durch die Einnahme dieser beiden Meridiankomplexe (Kern Pharma) verbessert. Als Folge dieses „Loslassens" können viele auf Emotionen basierende und psychosomatische Störungen zum Verschwinden gebracht werden. Gleichwohl, wenn eine Frau Schwierigkeiten hat, schwanger zu werden und dies aufgrund eines tiefsitzenden psychischen Konfliktes und nicht einer physiologischen Störung, kann der Meridiankomplex Nr. 14 (Kern Pharma) dazu beitragen, das gewünschte Ergebnis zu erzielen.

Das Filtern von Plumbum D 800 (Körper/Geist, alle drei Schichten) und Hypothalamus D 800 (Psyche, alle drei Schichten) zusammen mit den Meridiankomplexen Nr. 13 und 14 (Kern Pharma), für den Gouverneur-Meridian und den KG-Meridian mag zu einem besseren Verständnis des Gebrauches dieser Meridiankomplexe (Kern Pharma) führen. Das Filtern der beiden Meridiankomplexe über den Biologischen Score sollte diesen bedeutend verringern. Er sollte um mehr als drei bis vier Punkte fallen. Diese Mittel müssen normalerweise zusammen mit komplexen homöopathischen Drainagemitteln verschrieben werden, insbesondere für Leber und Nieren. Testen Sie immer die Wirksamkeit und Verträglichkeit dieser beiden Meridiankomplexe (Kern Pharma). Darüberhinaus wird das Studium der Kausalketten Dr. Schimmels die am besten geeigneten ergänzenden Heilmittel ergeben.

Die Entgiftung ererbter toxischer Information

Die Verwendung der Meridiankomplexe Nr. 13 und 14 (Kern Pharma) für die Entgiftung ererbter toxischer Information, kann in Erwägung gezogen werden, „Basierend auf der Verbindung zwischen den Extra-Meridianen und den Nieren und deren Funktion, Jing zu speichern, besteht ein direkter Zusammenhang mit tiefsitzendem und tief verwurzeltem, ererbtem Chi". [42] Daher könnte man annehmen, daß die Extra-Meridiane Einfluß auf diese ererbten, kongenitalen Probleme haben.

Wie man den KG-Meridian und den Gouverneur-Meridian durch Akupunktur aktiviert

Dr. Van Nghi empfiehlt das folgende Behandlungsprotokoll zur Aktivierung der Extra-Meridiane:

1. Öffnen Sie den Meridian mit dem Meister-Punkt.
2. Wählen Sie andere regulierende Meridianpunkte nach Wunsch. Sie können prinzipiell alle Punkte wählen, welche der Behandlung Richtung geben oder sie auf den Einzelfall abstimmen, ob diese auf dem Extra-Meridian liegen oder nicht.
3. Der erste Punkt sollte der verbundene Punkt sein. Belassen Sie alle Nadeln für zwanzig Minuten. Dann entfernen Sie sie in der Reihenfolge der Applikation [43].

Der Meister-Punkt und der verbundene Punkt werden benutzt, um die Extra-Meridiane zu aktivieren:

1. Gouverneur-Meridian (Du-Mai):
   Meisterpunkt: Dü 3
   verbundener Punkt: B 62
2. KG-Meridian (Ren-Mai):
   Meisterpunkt = L 7
   verbundener Punkt = N 6
3. „Vital Channel"-Meridian (Chang-Mai):
   Meisterpunkt = MI 4
   verbundener Punkt = Perineum 6
4. „Belt-Meridian" (Dai-Mai)
   Meisterpunkt = MI 4
   verbundener Punkt = DE
5. Beweglichkeits-Meridian des Yang (Yang-Chiao-Mai):
   Meisterpunkt = B 62
   verbundener Punkt = Dü 3
6. Beweglichkeits-Meridian des Yin (Yin-Chiao-Mai):
   Meisterpunkt = N 6
   verbundener Punkt = L 7

7. Regulierender Meridian des Yang (Yang-Wei-Mai)
   Meisterpunkt = DE 5
   verbundener Punkt = G 41
8. Regulierender Meridian des Yin (Yin-Wei-Mai)
   Meisterpunkt = Perineum 6
   verbundener Punkt = MI

Die sieben Energietransformationszentren: Die Chakras

Die Chakras sind eine wichtige und lebendige Erweiterung des Akupunktur-Meridian-Systems. Ich glaube, daß die Chakras der Leim sind, der Körper, Geist und Seele zusammenhält. Sie sind die Brücke zwischen psychischen Erscheinungen im Körper. Die Chakras erhöhen die geistige Entwicklung eines jeden Menschen. Sie sind Transformationszentren und sind mit dem Wesen unserer Evolution und unseres Bewußtseins während des individuellen Lebens und während der Reinkarnation verbunden [1].

Nach der Lehre des Mantra-Yoga hat der Mensch drei Körper und drei jeweils dazugehörende Bewußtsein, von denen sich jeder in einer der drei Hauptdimensionen des Daseins befindet. Während des geistigen Wachstums muß ein Mensch auf der Leiter der Evolution Schritt für Schritt durch diese Dimension emporschreiten, wobei er allmählich sein Wahrnehmungsvermögen für höhere geistige Ebenen steigert. Auf diese Weise kann der Mensch sich von den Beschränkungen dieser drei Körper und der dazugehörenden Bewußtsein befreien und schließlich in das Königreich Gottes eintreten.

Die drei Körper der drei Bewußtsein:

1. Der physische Körper und sein Bewußtsein. Gemeint ist das Bewußtsein, welches in Zusammenhang mit dem materiellen Körper steht.
2. Der Astralleib (der nicht sichtbare Leib) und sein Bewußtsein. Gemeint ist das Bewußtsein, welches wir hauptsächlich in Form von Emotionen und Gefühlen wahrnehmen.

3. Der kausale Körper und sein Bewußtsein. Gemeint ist das Bewußtsein, welches sich in Intelligenz und Weisheit ausdrückt.

Von diesen dreien existieren der materielle Körper und sein Bewußtsein in der „begreifbaren" Welt. Diese Einheit von Körper und dazugehörigem Bewußtsein kann in Beziehung zu den beiden anderen, welche durch die „körperlichen" Sinne oder das aus ihnen resultierende Denken nicht erkannt werden können, als Yang angesehen werden. Dieser Yang-Anteil wird jedoch in der Tat von den beiden Yin-Anteilen, dem astralen und dem kausalen, ernährt und am Leben erhalten.

Die drei Körper-Bewußtseins-Einheiten existieren und operieren in unterschiedlichen Dimensionen, wobei jede von ihnen durch die Art von „Prana" (Lebensenergie) unterhalten wird, die der jeweiligen Dimension angemessen und für sie notwendig ist. Dies bedeutet nicht, daß es sich hier um grundverschiedene Erscheinungen handelt, sondern vielmehr, daß sie zusammen ein organisches Ganzes bilden. Jede Körper-Bewußtseins-Einheit birgt in sich selbst Energiezentren, welche den Fluß des „Prana" kontrollieren, und enthält ein System von Energie-Bahnen. Diese Bahnen werden „Nadis" genannt, und die Zentren, die sie kontrollieren, heißen „Chakras". Im materiellen Körper werden die Energiebahnen durch das kardiovaskuläre und das lymphatische System sowie das System der Akupunktur-Meridiane repräsentiert. Die Zentren werden durch das Gehirn, die Nervenplexi und die Akupunkturpunkte dargestellt. Die sich entsprechenden Zentren und Energiebahnen der drei Körper stehen in enger Beziehung zueinander.

Von ihrer Eigenschaft als Kontrollzentren abgesehen, wirken die Chakras als Zentren des Austausches zwischen der materiellen und astralen sowie der astralen und der kausalen Dimension. Durch die Chakras kann „subtiles" (d.h. „unsichtbares" bzw. dem Zugriff der Sinne verborgenes *[Anm.d.Übers.])* Prana bzw. Astralleib in Energie für die materielle Dimension umgewandelt werden, wodurch es den materiellen Leib mit essentieller Lebensenergie versorgt [2].

„Unreine" Gedanken können energetische Störungen in einem bestimmten Chakra auslösen. Ebenso sind Neurosen „Mangelerkrankungen", die von der Unfähigkeit zur Befriedigung eines bestimmten grundlegenden Bedürfnisses herrühren [3]. Chronische emotionale und geistige Belastung kann psychische „Giftstoffe" produzieren, welche die Chakras über die Akupunktur-Meridiane, die sich in diese Energiezentren entleeren, verunreinigen. Auch kann wiederum die Ansammlung von Toxinen in inneren Organen über das Akupunktur-Meridiansystem die natürliche Harmonie der Chakras auf schädliche Weise beeinflussen. Wenn dies geschieht, kann der Patient unter hartnäckigen psychischen und somatischen Störungen leiden, welche nur über die Angleichung und Harmonisierung des am meisten gestörten Chakras erfolgreich behandelt werden können. Für die Bestimmung des am meisten gestörten Chakras kann das VEGAtest-Verfahren eingesetzt werden. Spezielle Meridiankomplex-Kombinationen (Kern Pharma) werden zur Behandlung von Chakra-Störungen verschrieben. Der Autor fand eine Kombination aus Akupunktur und Yoga-Übungen als eine unterstützende Therapie bei der Abstimmung der Chakras ebenfalls nützlich. Die Chakras werden in der traditionellen chinesischen Medizin nicht erwähnt. Dennoch bin ich infolge meines Studiums in den letzten fünfzehn Jahren, sowohl der östlichen Philosophie als auch der vergleichenden Religionen, überzeugt, daß die Chakras übergeordnete Energiezentren des Akupunktur-Meridian-Systems sind und daß sie in die Struktur des Menschen integriert sind [4]. Die Chakras zünden die Kommunikation zwischen der emotionalen, der mentalen und der spirituellen Ebene. Daher könnten die Chakras nicht nur der Schlüssel zum Geheimnis vieler hartnäckiger Erkrankungen sein, sie könnten auch als ein Angelpunkt zwischen der psychischen Entwicklung eines Menschen und seinem „Karma" der Vergangenheit sein. Man kann aus dem, was eine Person auf der Chakras-Ebene in der Gegenwart erreicht hat, erkennen, was aus vergangenen Inkarnationen an Problematik aufgearbeitet werden muß [5]. Bei jedem Menschen ist ein Chakra normalerweise aktiver als die anderen, aber welches dies ist, ist von Mensch zu Mensch verschieden, entsprechend dem individuellen Karma und der Natur des jeweiligen Menschen [6].

Dies mag ein wenig esoterisch klingen; wie dem auch sei, die Chakras sind Energietransformationszentren, die eine enge Beziehung zum Akupunktur-Meridian-System besitzen. Therapien, die auf physioenergetischen Zusammenhängen basieren wie Akupunktur, Homöopathie und moderne BER-Medizin mögen alleine deshalb esoterisch erscheinen, weil sie nicht immer mit moderner Anatomie, Physiologie oder Biochemie erklärt werden können.

Es gibt sieben Chakras, welche direkt über wichtigen Akupunkturpunkten liegen. Wenn Sie Chakras mit speziellen Meridiankomplex-Kombinationen (Kern Pharma) behandeln, geschieht das folgende:

1. Der biologische Punkte-Score wird erniedrigt.
2. INTOX I, II und III zeigen sich nicht positiv, daher entfällt die Notwendigkeit zur Nosoden-Therapie in den meisten Fällen.
3. Die Chakra-Heilmittel haben einen entgiftenden und katalysierenden Effekt. Daher werden weniger begleitende Medikamente benötigt.
4. Ein harmonisierender Effekt auf physio- und psycho-energetische Störungen wird ausgeübt.
5. Die Funktion der Organe wird wesentlich verbessert [7].

Beachten Sie: Verschreiben Sie immer Drainagemittel mit den Meridiankomplex-Kombinationen (Kern Pharma), um den Fluß der Toxine von innen nach außen zu erleichtern. Drainagemittel für Leber, Nieren und Lymphsystem sind äußerst nützlich. Testen Sie immer die Wirksamkeit und Verträglichkeit der Heilmittel und filtern Sie sie über den Biologischen Score, um diesen zu vermindern.

Dosierung: Nach der Erfahrung des Autors reichen 5 bis 10 Tropfen der speziellen Meridiankomplex-Kombinationen (Kern Pharma), zwei- bis dreimal täglich auf nüchternen Magen für einen therapeutischen Erfolg. Kinder sollten die halbe Erwachsenendosis einnehmen. Ich habe nach der Verschreibung spezieller Meridiankomplex-Kombinationen (Kern Pharma) mit geeigneten komplexen homöopathischen Drainagemitteln keinerlei unerwünschte Entgiftungsreaktionen festgestellt. Verschiedene Länder und Regionen mögen jedoch toxischer als andere sein, und die Dosierung muß für den jeweiligen Patienten maßgeschneidert werden.

Meridiankomplex-Kombinationen als Chakra-Therapie und ungezielte Entgiftung mit Katalyse

Es ist neuerdings möglich, Chakra-Aktivität mit dem äußerst empfindlichen VEGAtest-Verfahren zu messen und sie in die Therapie aufzunehmen, siehe „Die Chakras – ihre Bedeutung in der modernen Medizin"*. Durch empirisches Vorgehen entdeckte homöopathische Aufbereitungen gewisser Metalle haben sich bei der Messung der Chakra-Aktivität als bedeutend erwiesen, da jedes von ihnen anscheinend für ein bestimmtes Chakra, seiner Schwingung entsprechend, spezifisch ist.

* Von R. Banis, aus Erfahrungsheilkunde Nr. 11/86, im Haug Verlag, Heidelberg [12].

Tab. 4: Metalle zur Chakra-Testung

Chakra 1	–	Ferrum D60
Chakra 2	–	Mercurius D60
Chakra 3	–	Cuprum D60
Chakra 4	–	Aurum D60
Chakra 5	–	Plumbum D60
Chakra 6	–	Argentum D60
Chakra 7	–	Platinum D60

Diese Metalle sind im Meridiankomplex-(Kern Pharma)-Testsatz enthalten. Wenn ein Chakra aktiv ist, geht der Zeiger des VEGAtest-Gerätes nach unten. Das bedeutet, daß er nicht auf den anfangs abgelesenen Wert zurückgeht, wenn sich das zugehörige Metall in der Testwabe befindet [8].

Testverfahren zur Bestimmung der wirksamsten Chakra-Heilmittel und komplexen homöopathischen Drainagemittel

Setzen Sie jedes der den Chakras entprechenden Metalle in D60 in die Testwabe. Falls der Zeiger nicht zum normalen vorgegebenen Wert zurückkehrt, liegt eine Chakra-Störung vor. Als nächstes entfernen sie dieses spezifische Metall und ersetzen es durch Plumbum D800 (therapeutische Kontrolle aller drei Schichten) und filtern sie gegen die speziellen Meridiankomplex-Kombination (Kern Pharma), die dem entfernten Metall entspricht. Z.B. Plumbum D800 mit der Meridiankomplex-Kombination (Kern Pharma) aus Nr. 3, 7 und 8 für das dritte Chakra. Wenn der Zeiger zum normalen vorgegebenen Wert zurückgeht, wird dieses Chakra-Heilmittel zu gutem therapeutischen Erfolg auf allen drei Schichten führen.

Setzen Sie nun die begleitenden homöopathischen Drainagemittel ein usw. Wenn der I.-D.-Zeiger zum vorgegebenen Normalwert zurückgeht, sind diese Heilmittel am besten für die Therapie geeignet. Als nächstes entfernen Sie Plumbum D800 und setzen Hypothalamus D800 dafür ein. Wenn der I.-D.-Zeiger zum vorgegebenen Normalwert zurückgeht, sind die ausgewählten Heilmittel am besten für die Therapie von Körper und Geist auf allen drei Ebenen geeignet. Testen Sie immer die Wirksamkeit und Verträglichkeit der Heilmittel und filtern Sie sie über den Biologischen Score, um diesen zu vermindern.

Es folgen Kommentare zu den sieben Chakras, ihrer Beziehung zu spezifischen Akupunkturpunkten und Meridianen und ihrer Verbindung zur Entwicklung und Psyche des Menschen. Der Autor empfindet es als äußerst wertvoll, den emotionalen Charakter des Patienten zu verstehen. Eine Chakra-Störung kann wichtige Informationen zur emotionalen und psychischen Verfassung des Patienten liefern. Dennoch sollten diese Bereiche nicht mit allen Patienten diskutiert werden, können aber dem Arzt zum besseren Verständnis des Patienten verhelfen.

Kommentar zum ersten Chakra

Das erste Chakra entspricht Meridiankomplex-Kombination Nr. 1, 5 und 11 (für Dünndarm-, Dickdarm- und Nieren-Meridian)

Zusammensetzung: Condurango D6, Kalium phosphoricum D8, Tarantula hispanica D12, Helleborus D8, Magnesium phosphoricum D8, Fel tauri D12, Arnica D8, Natrium chloratum D8, Apis D12
Indikationen: Sedierung des überaktiven ersten Chakra und der Organe, die mit ihm verbunden sind. Entgiftung mit Katalyse.
Dosierung: 10 Tropfen, morgens, perlingual, auf nüchternen Magen.
Empfindliche Erwachsene: 5 Tropfen, 2 bis 3mal pro Woche.
Kinder: 2 bis 3 Tropfen morgens auf nüchternen Magen.
Kleinkinder: 1 bis 2 Tropfen, alle 2 Tage [9].

Das erste Chakra liegt an der Stelle des Akupunkturpunktes Gouverneur-Meridian Nr. 1 (GM 1), Changchyang. Es liegt etwa 1,2 cm hinter dem Anus auf der Mittellinie [10]. Das Chakra kontrolliert das reproduktive System: Genitalien und Prostata. Außerdem Blase, Duodenum und Kolon [11]. Es kontrolliert die Funktion der Urogenitalorgane, welche in der chinesischen Medizin vom Blasen- und Nieren-Meridian gesteuert werden [12]. Dieses Chakra ist mit dem Gouverneur-Meridian verbunden, siehe Abb. 53. Das erste Chakra ist auch mit Ovarien und Testes verbunden. Es hat tiefgreifenden Einfluß auf die schöpferische Leistung des Individuums, die Eingebung kreativer Ideen [13]. Der Gouverneur-Meridian hat seinen Anfangspunkt in den Nieren. Die Nieren sind das Meer des Markes und besitzen eine Verbindung zum Gehirn. Vergeßlichkeit ist oft ein Hinweis auf eine Nierenstörung. Das Nan-Ching sagt, die Nieren speichern die Essenz des Geistes [14]. Daher können alle schöpferischen Abläufe erschwert sein, wenn eine Störung dieses Chakras vorliegt. Das erste Chakra ist auch das Zentrum, durch welches Situationen der Entscheidung über „Angriff oder Flucht" erfahren werden [15]. Dieser Einfluß liegt an seiner Verbindung zu den Nieren. Die Nieren kontrollieren die Emotion der Angst und sind mit den Nebennieren (Adrenalin!) verbunden.

Kommentar zum zweiten Chakra

Das zweite Chakra entspricht Meridiankomplex-Kombination Nr. 3, 5 und 12, für Milz/Pankreas-, Dickdarm- und Blasen-Meridian.

Zusammensetzung: China D10, Kalium chloratum D8, Lachesis D12, Helleborus D8, Magnesium phosphoricum D8, Fel tauri D12, Ignatia D8, Ferrum phosphoricum D8, Sepia D12.
Indikationen: Zur Sedierung des überaktiven zweiten Chakras und der mit ihm verbundenen Organe. Entgiftung mit Katalyse.
Dosierung: 10 Tropfen perlingual, morgens, auf nüchternen Magen.
Empfindliche Erwachsene: 5 Tropfen, 2 bis 3mal pro Woche.
Kinder: 1 bis 2 Tropfen, morgens, auf nüchternen Magen [16].

Das zweite Chakra liegt am Ort des Akupunkturpunktes KG 14, Kuan-Yuan. Es liegt auf der Mittellinie, drei Abstandseinheiten unterhalb der Mitte des Nabels [17]. Dieses Chakra gehört zum „negativen" Ernährungssystem: es besitzt die Organbeziehungen des ersten Chakras und zusätzliche Beziehungen zu Milz und Pankreas [18]. Das zweite Chakra beeinflußt auch die vitalen urogenitalen Organe. Es steuert Leber, Darm, Pankreas und Nieren und stimuliert den Appetit. Es ist besonders nützlich für die Behandlung von Magen-Darm-Erkrankungen [19].

Der Konzeptionsgefäß-Meridian entspricht dem zweiten Chakra und beginnt in den Nieren. Die Nieren regulieren das Wasser über ihren Yang-Anteil, „das Feuer des Lebenstores". Dieses Feuer verwandelt das Wasser in einen „Nebel". Dies ist ein notwendiger Schritt, bevor eine Flüssigkeit aufsteigen und zirkulieren kann. Der gesamte Kreislauf von Wasser im Körper hängt von dieser Fähigkeit der Nieren, Wasser in Dampf zu verwandeln, ab. Auch die Milz „verdampft" reine Flüssigkeiten, wenn sie die reinste Essenz der festen und flüssigen Nährstoffe aufsteigen läßt, allerdings hängt ihre Kraft zur „Verdampfung" der Flüssigkeiten letztendlich vom „Feuer" der Nieren ab, welches die Funktion einer „Zündflamme" hat. Daher spielt das Nieren-Feuer (Yang) bei der Bewegung von Körperflüssigkeiten und, über die Milz-Funktion auch bei der Verdauung fester und flüssiger Nahrungsstoffe, eine wichtige Rolle [20]. Wann immer eine Störung des zweiten Chakras vorliegt, ist es möglich, daß der Patient Flüssigkeit retiniert und Probleme mit der regelrechten Verdauung seiner Nahrung hat.

Das zweite Chakra ist auch mit Uterus oder Prostata verbunden und beeinträchtigt die Fähigkeit, sich einem sexuellen Partner hinzugeben [21]. Die Nieren kontrollieren den gesamten Genitalapparat und haben einen gesicherten Effekt auf das sexuelle Vermögen und die Libido.

Kommentar zum dritten Chakra

Das dritte Chakra entspricht der Meridiankomplex-Kombination Nr. 3, 7 und 8, für den Milz/Pankreas-, den Leber- und den Gallenblasen-Meridian.

Zusammensetzung: China D10, Kalium chloratum D8, Lachesis D12, Nux vomica D8, Natrium phosphoricum D8, Bufo rana D12, Belladonna D8, Calcium sulfuricum D8, Formica rufa D12
Indikationen: Zur Sedierung des überaktiven dritten Chakras und der mit ihm verbundenen Organe. Entgiftung mit Katalyse.
Dosierung: 10 Tropfen perlingual, morgens, auf nüchternen Magen.
Empfindliche Erwachsene: 5 Tropfen, morgens, auf nüchternen Magen.
Kinder: 1 bis 2 Tropfen, morgens, auf nüchternen Magen.
Kleinkinder: 1 bis 2 Tropfen, alle 2 Tage [22].

Nach Hiroshi Motoyama, einem der zehn bekanntesten Parapsychologen der Welt, ist der Name des dritten Chakras „Nebel-Rad" (manipura chakra), und es hat die Form eines Eies. Tatsächlich ist die Theorie der chinesischen Medizin in völliger Übereinstimmung mit diesem Konzept. Das Netzwerk der Meridiane, sagt man, beginnt in Chu-Kan (Chungwan, KG 12), einem Punkt, der in der Mitte zwischen dem Nabel und dem unteren Ende des Sternums liegt. Das Wort „Kan" bedeutet Magen, und es gibt in der Tat drei „Kan-Punkte" in der Akupunktur: den oberen, den mittleren und den unteren. Diese werden Jo-Kan (Shangwan, KG 13, 3 bis 4 cm unterhalb der unteren Sternumbegrenzung, in der mittleren Sternallinie), Chukan, wie oben erwähnt, und Gekan (Xiawan, KG 10, 3 bis 4 cm über dem Nabel) genannt. Von diesen dreien sind Chu-Kan und Ge-Kan innerhalb der kreisförmigen Begrenzung des „manipura-chakra" und des „kandasthana" [23].

Man sagt, das manipura chakra überwache die Verdauungsorgane: Der Dickdarm-, der Magen-, der Leber-, der Gallenblasen- und der Milz-Meridian sind angesprochen. Der Dickdarm-Meridian verläuft neben dem Nasenflügel, wo er eine Verbindung zum Magen-Meridian hat. Der letztere beginnt in der Augenhöhle, direkt unterhalb der Pupille, verläuft abwärts über das Gesicht, die Körpervorderseite und lateroventral am Bein hinab und endet schließlich an der zweiten Zehe. Der Gallenblasen-Meridian fließt von einem Punkt dicht neben dem äußeren Augenwinkel, hinten um das Ohr und zurück zur Temporalregion, dann seitlich am Hals, am Stamm und am Bein (lateral des Magen-Meridianes) abwärts, um an der vierten Zehe zu enden. Es besteht eine Yin-Yang-Beziehung sowohl zwischen Milz- und Magenals auch zwischen Leber und Gallenblasen-Meridian. Folglich üben diese sich ergänzenden Meridiane einen starken Einfluß aufeinander aus. Darüber hinaus laufen Milz- und Leber-Meridian an der Seite des Beines aufwärts. All dies weist darauf hin, daß die Meridiane, die die Verdauungsorgane kontrollieren, eng mit den Beinen, der Nase und den Augen verbunden sind; und diese Meridiane haben, wie oben geschildert, eine enge Beziehung zum manipura chakra [24].

Das dritte Chakra hat eine enge Verbindung zum Pankreas, und dieser ist das Zentrum allumfassender Liebe. Wann immer Menschen unfähig sind, Liebe zu geben oder Liebe zu empfangen, besteht gewöhnlich eine Störung des dritten Chakra. Hierin liegt in der Tat der Schlüssel zum Schicksal und der Entwicklung des Patienten. Die spezielle Meridiankomplex-Kombination Nr. 3, 7 und 8 (Kern Pharma) entspricht dem dritten Chakra und kann auf der Stelle stehengebliebene Emotionen, welche mit dem Thema Liebe zu tun haben, aus der Starre lösen. Der Praktiker kann dem Patienten helfen, indem er sein Bewußtsein für das, was aufgearbeitet werden muß, verstärkt. Der Patient muß den Willen besitzen, an Liebes-Problemen zu arbeiten. Wann immer ein Chakra gestört ist, kann es das ihm übergeordnete Chakra beeinträchtigen. In diesem Falle kann eine Störung des dritten Chakras aufsteigen und die Harmonie des Herz-Chakras stören. Als Folge dessen kann es dem Patienten schwer fallen, Liebe zu geben [25].

Das dritte Chakra ist die Clearing-Stelle für emotionale Empfindsamkeit und Belange persönlicher Gewalt. Es ist das Chakra, das unsere Einstellung zu persönlicher Gewalt, Empfindsamkeit und „Ego" beherrscht. Das mächtigste Hindernis unserer Entwicklung und der Ausgeglichenheit des dritten Chakras ist das Ego. Das Ego steht in enger Beziehung zur Angst vor dem Verlust einer Sache, eines Teiles von sich selbst oder einer Person [26].

Kommentar zum vierten Chakra

Das vierte Chakra entspricht der Meridiankomplex-Kombination Nr. 4, 6 und 8, für Herz-, Lungen-, und Gallenblasen-Meridian.

Zusammensetzung: Colchicum D12, Natrium sulfuricum D8, Naja tripudians D12, Kreosotum D8, Kalium sulfuricum D8, Aranea diadema D12, Belladonna D8, Calcium sulfuricum D8, Formica rufa D12.
Indikationen: Zur Sedierung des überaktiven vierten Chakras und der mit ihm verbundenen Organe. Entgiftung mit Katalyse.
Dosierung: 10 Tropfen perlingual, morgens, auf nüchternen Magen.
Empfindliche Erwachsene: 5 Tropfen, 2 bis 3 mal pro Woche.
Kinder: 1 bis 2 Tropfen, morgens, auf nüchternen Magen.
Kleinkinder: 1 bis 2 Tropfen, jeden zweiten Tag [27].

Das vierte Chakra liegt an der Stelle des Akupunkturpunktes KG 17, Shin-Jung. Es liegt auf Höhe der Mamillen in der Mittellinie [28]. Das vierte Chakra beeinflußt das Kreislauf- und Gefäßsystem: die Leber, die Gallenblase, den Magen, die Nieren, das Herz, die Lungen und den Thymus [29].

Untersuchen Sie, ob die Chakras in ihrem Gleichgewicht gestört sind, wann immer eine Lebenskrise auftritt. Das fünfte Chakra ist mit der Schilddrüse verbunden. Schilddrüsenunterfunktion wird laut der chinesischen Medizin oft durch emotionale Belastung und Frustration ausgelöst. Dies wiederum kann in die physio-energetische Funktion von Leber und Milz (Pankreas) eingreifen. In der Folge entsteht „Hitze", oder „Feuer", welches das Herz-Yin schädigen kann. Das kann zu einer Ansammlung von „Feuchte" führen (einem Stoff, der „Schleim" ähnelt), welche den normalen Fluß von Chi (Energie) in den Meridianen des Halses behindert (Betrachten Sie den Verlauf des Milz- und des Leber-Meridians in den Abbildungen 28 und 36). Bei den meisten Patienten mit Schilddrüsen-Problemen, die ich gesehen habe, lag eine Störung des fünften Chakras vor. Solche kann mit dem VEGAtest-Verfahren bestätigt werden. Man sagt, das fünfte Chakra sei für die harmonischen Gemütszustände eines Menschen verantwortlich. Emotionale Belastungen, Frustration und Angst können das fünfte Chakra aus dem Gleichgewicht bringen. Der Autor hatte Erfolg bei der Behandlung von Schilddrüsenüberfunktion mit der speziellen Meridiankomplex-Kombination aus Nr. 2, 9 und 12 und begleitenden komplexen homöopathischen Drainagemitteln für Leber und Pankreas. Untersuchen Sie ebenfalls, ob das Perikardium einbezogen ist.

Die Aktivierung des vierten und fünften Chakra hat immer mit einer Lebenskrise zu tun [30]. Wenn jemand unter großer Belastung steht, kann die Einnahme der speziellen Meridiankomplex-Kombination aus Nr. 2, 6 und 8 für 5 Tage, (Kinder für zwei Tage) notwendig werden [31]. Verwenden Sie das VEGAtest-Verfahren zusammen mit dem Chakra-Testsatz der Kern Pharma, um das am meisten gestörte Chakra zu bestimmen. Testen Sie die speziellen Meridiankomplex-Kombinationen auf Wirksamkeit und Verträglichkeit und filtern Sie die Heilmittel über den Biologischen Score, um diesen zu vermindern. Das Filtern der Chakra-Testampullen gegen Hypothalamus D800 (ein höchst sensibles Filter für die psychologische und emotionale Störungen, für alle drei Schichten) kann zu weiterer Einsicht in deren Gebrauch führen.

Das vierte Chakra beeinflußt den Thalamus und das endokrine System. Daher hat es einen tiefgreifenden Einfluß auf das Immunsystem. Viele Patienten mit viralen Erkrankungen, die ich getestet habe, litten unter Störungen des vierten und fünften Chakras. Patienten, die in Phasen emotionaler Belastung rezidivierende Erkältungen, Halsschmerzen und selbst Rhinitis oder Asthma allergischer Genese entwickeln, werden häufig Störungen des vierten oder fünften Chakras aufweisen. Dies ist sehr wichtig, weil homöopathische Arzneien und Akupunktur usw. nicht so gut oder gar nicht wirken, wenn die Immunabwehr des Patienten durch emotionale Belastungen, welche die Harmonie des vierten Chakras stören, kontinuierlich unterdrückt wird.

Kommentar zum fünften Chakra

Das fünfte Chakra entspricht der Meridiankomplex-Kombination aus Nr. 2, 9 und 10, für den Herz- den Dreierwärmer- und den Perikard-Meridian.

Zusammensetzung: Colchicum D12, Natrium sulfuricum D8, Naja tripudians D12, Spigelia D8, Corallium rubrum D10, Oleander D12, Calcium phosphoricum D8, Carbo animalis D10.
Indikationen: Zur Sedierung des überaktiven fünften Chakras und der mit ihm verbundenen Organe. Entgiftung mit Katalyse.
Dosierung: 10 Tropfen perlingual, morgens, auf nüchternen Magen.
Empfindliche Erwachsene: 5 Tropfen, 2 bis 3mal pro Woche.
Kinder: 1 bis 2 Tropfen, morgens, auf nüchternen Magen.
Kleinkinder: 1 bis 2 Tropfen, alle zwei Tage [32].

Das fünfte Chakra liegt zwischen zwei Akupunkturpunkten auf dem Konzeptionsgefäß-Meridian KG 23 Lienchuan, der sich auf dem Adamsapfel in der Aussparung des „V" befindet (bei Frauen ist dieser Knochen ein wenig klein und lang geraten), und KG 22, welcher in der Mittellinie hinter dem oberen Ende des Sternums (dem Manubrium *[Anm.d.Übers.]*) liegt [33].

Das fünfte Chakra ist das „Rachen-Chakra". Es überwacht den Atmungsapparat: Lungen, Herz, Thymus, Schilddrüse und Nebenschilddrüse. Es zeigt sich nach außen als die Schilddrüse und beherrscht die Lungen, die Stimmbänder, den Bronchialapparat und den Stoffwechsel. Es ist das Zentrum des Ausdruckes, der Verständigung und der Urteilskraft [34]. Nach Satyananda hat ein erwachtes „vishuddhi" (fünftes Chakra) darüberhinaus die Kraft, Gifte, die von außerhalb des Körpers stammen, zu neutralisieren. In der Tat wird der Schilddrüse, welche im materiellen Körper das fünfte Chakra repräsentiert, in der Medizin eine Antitoxin-Funktion zuerkannt [35].

Kommentar zum sechsten Chakra

Das sechste Chakra entspricht der Meridiankomplex-Kombination aus Nr. 1, 7 und 9, für den Dünndarm, den Leber- und den Dreierwärmer-Meridian.

Zusammensetzung: Condurango D6, Kalium phosphoricum D8, Tarantula hispanica D12, Nux vomica D8, Natrium phosphoricum D8, Bufo rana D12, Spigelia D8, Silicea D8, Corallium rubrum D10.
Indikationen: Zur Sedierung des überaktiven sechsten Chakras und der mit ihm verbundenen Organe. Entgiftung durch Katalyse.
Dosierung: 10 Tropfen perlingual, morgens, auf nüchternen Magen.
Empfindliche Erwachsene: 5 Tropfen, 2 bis 3mal pro Woche.
Kinder: 1 bis 2 Tropfen, morgens, auf nüchternen Magen.
Kleinkinder: 1 bis 2 Tropfen, alle 2 Tage [36].

Das sechste Chakra liegt an der Stelle des Akupunkturpunktes „Extra-Gesicht" 3 Yintang, zwischen den Augenbrauen [37]. Dieses Chakra entspricht dem autonomen nervösen System: Schilddrüse, Nebenschilddrüse, Hypophyse, Zerebellum und Dienzephalon [38].

Besser als das „dritte Auge" bekannt, hat es nach außen hin die Gestalt der Hypophyse. Es beherrscht die unteren Hirnabschnitte, das Nervensystem, Ohren, Nase und das linke Auge, welches das „Auge der Persönlichkeit" ist. Durch dieses Zentrum betrachten wir unsere geistige Natur. Man sagt, das sechste Chakra habe einen Zusammenhang mit dem gesamten inneren Antrieb im Leben [39].

Dieses Chakra überwacht ein- und ausgehende Gedanken und Bilder. Es ist das Zentrum der Bewußtheit [40]. Wenn dieses Chakra blockiert ist, kann dem Patienten die Fähigkeit abgehen, über die eigenen Probleme hinaus zu sehen, und häufig kann ihm ein Sinninhalt und Ziel im Leben fehlen. Wenn sich dieses Chakra jedoch in Harmonie befindet, kann der Patient eine umfassende Triebkraft im Leben verspüren, die ihm zum Erreichen seiner Ziele und der Realisierung seiner Vorstellungen verhilft.

Kommentar zum siebten Chakra

Das siebte Chakra entspricht der Meridiankomplex-Kombination aus Nr. 2, 8 und 10, für den Herz-, den Gallenblasen- und den Kreislauf-Meridian.

Zusammensetzung: Colchicum D12, Natrium sulphuricum D8, Naja tripudians D12, Belladonna D8, Calcium sulphuricum D8, Formica rufa D12, Oleander D12, Calcium phosphoricum D8, Carbo animalis.

Indikationen: Zur Sedierung des überaktiven siebten Chakras und der mit ihm verbundenen Organe. Entgiftung mit Katalyse.
Dosierung: 10 Tropfen perlingual, morgens, auf nüchternen Magen.
Empfindliche Erwachsene: 5 Tropfen, 2 bis 3 mal pro Woche.
Kinder: 1 bis 2 Tropfen, morgens, auf nüchternen Magen.
Kleinkinder: 1 bis 2 Tropfen, alle 2 Tage [41].

Das siebte Chakra liegt an der Stelle des Akupunkturpunktes Gouverneur-Meridian 20 Baihui, „Zusammentreffen der Hundert", von dem man sagt, er heile 100 Krankheiten. Es liegt 5 Querfingerbreiten von der Haarlinie entfernt, im Hohlraum des Knochens [42]. Es entspricht dem willkürlichen Nervensystem: Organbeziehungen der Schilddrüse mit dem sechsten Chakra zusätzlich der Epiphyse. Das siebte Chakra wird auch als das „Kronen-Chakra" bezeichnet, da es an der Schädelkuppe liegt. Es hat nach außen die Gestalt der Zirbeldrüse und beherrscht die oberen Hirnanteile und das rechte Auge [43]. Es entspricht einem hohen geistigen Leben. Wenn sich das siebte Chakra in Harmonie befindet, nimmt das Leben des Menschen oft eine spirituelle oder metaphysische Richtung an. „Psychics" und Menschen, die E.S.P. (Außersinnliche Wahrnehmung) entwickelt haben, besitzen gewöhnlich ein offenes siebtes Chakra. Man findet diesen Zustand nicht bei vielen Menschen vor.

Das Kronen-Chakra ist das Zentrum der göttlichen Integration; je höher wir gelangen, desto klarer können wir erkennen, woher wir kommen. Dies gilt für den materiellen und geistigen Bereich. Von der Krone aus betrachtet, weicht Ärger dem Verständnis. Haß weicht der Liebe und Besitzdenken weicht dem Loslassen [44]. Das siebte Chakra hat die Kontrolle über jeden Aspekt von Körper und Geist [45].

Anhang

Interview mit Dr. Helmut Schimmel

Ich habe Dr. Schimmel gefragt, ob er mit einem persönlichen Interview am Ende dieses Buches einverstanden sei. Eigentlich wollte ich wissen, ob er bereit sei, auch andere Ärzte und VEGA-Test Praktiker mehr über sich als den Mann wissen zu lassen, der hinter dem VEGA-Testsystem steht, um somit einen kleinen Einblick zu erlangen, was in seinem Herzen, seinem Kopf und seinem Geist vorgeht, da wir nunmehr auf das 21. Jahrhundert zusteuern.

Er hat dankenswerterweise akzeptiert. Es ist mir eigentlich ein großes Vergnügen, daß wir nunmehr die Gelegenheit haben, an den Gedankengängen des bekannten europäischen Arztes und Vaters des VEGA-Testsystems teilzuhaben und dadurch seine Ansichten zu verstehen.

Dr. Zoll: Sie beschäftigen sich sehr intensiv mit moderner, bioenergetischer Medizin und haben Ihr Leben dieser großen Sache gewidmet. Wie war eigentlich der Weg dahin?
Vielleicht kann Ihre Antwort den Weg für andere etwas erhellen, die Ihren Fußstapfen folgen wollen.

Dr. Schimmel: Ich hatte immer den Drang zu bioenergetischer Forschung, die wir jetzt in Europa Funktionelle Medizin nennen. Bevor ich eigentlich auf diesem Feld tätig war, studierte ich Zahnheilkunde und Medizin, weil ich das Gefühl hatte, daß ich nicht über funktionelle Medizin reden kann, bevor ich nicht genug über orthodoxe Medizin wußte. Dieser Weg war wirklich nicht leicht.

Ich beendete mein lehrmedizinisches Studium mit 41 Jahren, wobei mein lehrmedizinisches Wissen oft mit meinen täglichen Erfahrungen kollidierte.

Bevor ich meine Bücher schrieb und Seminare abhielt, hatte ich viele Widersprüche zwischen Lehrmedizin und Funktioneller Medizin zu verdauen. Das nimmt eine Menge Zeit und Energie in Anspruch. Aber schließlich glaubte ich doch, eine Synthese von beiden gefunden zu haben.

Dr. Zoll: Sie sind ein erfolgreicher Arzt und Zahnarzt in Europa. Warum haben Sie sich mit bioenergetischer Medizin befaßt?

Dr. Schimmel: Der Hauptgrund, warum ich mich mit funktioneller Medizin beschäftigte, war neben meinem bereits erwähnten Drang, meine Art und Weise, kritisch zu denken. Ich habe grundsätzlich nicht alles geglaubt, was man mir an der Universität erzählt hat und ich war sehr von den unbeantworteten Fragen während meines Studiums und in der täglichen Praxis frustriert; d.h. ich wollte eigentlich die tiefer liegenden Ursachen für die vielen Beschwerden meiner Patienten wissen, denen keine klinischen Befunde zugrunde lagen.

Dr. Zoll: Ich habe Ihnen mehrmals gesagt, daß Ihr Leben und Ihre Arbeit für mich eine Inspiration waren. Wer waren eigendlich die Leute, die sie selbst inspiriert haben?

Dr. Schimmel: Das waren mehrere Menschen. Vor allem Prof. *A. Pischinger* (Österreich), der sehr viel über das Bindegewebe geforscht hat. Dann Dr. Reinhard Voll, der Erfinder der Elektroakupunktur und Dr. Samuel Hahnemann, der die Homöopathie begründet hat und Dr. H. Motoyama aus Japan, der über Chakra-Testungen schrieb und schließlich Dr. *Johannes Göbel*, ein deutscher Arzt, der viel Erfahrung in der Neuraltherapie hatte.

Dr. Zoll: Ich weiß, daß Ihr Weg in der Medizin nicht leicht gewesen ist. Sicherlich hatten Sie eine Menge Opfer zu bringen, um da zu sein, wo Sie heute sind. Haben Sie jemals das Gefühl gehabt, weglaufen zu wollen oder sich auf eine einsame tropische Insel zurückzuziehen?

Dr. Schimmel: Mein Hauptziel im Moment ist, meine beiden Bände über Funktionelle Medizin fertigzustellen und, wenn ich genug Zeit habe und lange genug lebe, würde ich auch noch ein Buch über Spirituelle Medizin schreiben.

Wenn diese Bücher fertig sind, habe ich nichts dagegen, mich für einige Zeit auf eine einsame Tropeninsel zurückzuziehen.

Dr. Zoll: Ich habe den Eindruck, daß wir manchmal außergewöhnliche Ergebnisse mit dem VEGA-Testsystem und moderner Homöopathie erzielen. Andererseits ist der Prozentsatz der Menschen, die zu uns kommen, noch recht klein. Was müßte Ihrer Meinung nach geschehen, um die moderne Bioenergetische Medizin aus der Isolation zu bringen?

Dr. Schimmel: Ich persönlich glaube, daß die Funktionelle Medizin die

Medizin des 21. Jahrhunderts sein wird. Die Lehrmedizin hat keine Antworten und auch keine Möglichkeiten, um mit der Problematik chronischer und degenerativer Krankheiten fertig zu werden. Ich bedauere, sagen zu müssen, daß vermutlich schlimme Dinge passieren müssen, bevor Funktionelle Medizin aus der Isolierung herauskommen kann. Dazu gehört, daß chronische Krankheiten sich drastisch vermehren werden, daß die Krankenversicherungen wahrscheinlich wegen der Kostenlawine bankrott gehen werden und daß schließlich der durchschnittliche Patient begreifen wird, daß die Lehrmedizin mit den Methoden der Funktionellen Medizin ergänzt werden muß, und die Öffentlichkeit einfach Veränderungen in unserem Gesundheitswesen verlangt. Die Lehrmedizin wird daher gezwungen werden, etwas zu unternehmen, schon wegen des Druckes der öffentlichen Meinung. Ich fürchte, daß diese Veränderungen tiefgreifend und einschneidend sein werden. Aber das sind nun mal die Kräfte, die diese Welt bewegen. Wenn solche idealistischen Gedanken mit diesen sehr materiellen Ereignissen zusammentreffen, wird es einen Durchbruch geben.

Dr. Zoll: Wir leben in einem sehr giftigen Zeitalter. Einige Spezialisten für Umweltfragen sagen, daß, wenn nichts Dramatisches geschieht, die Erde in den nächsten 75 Jahren nicht mehr bewohnbar sein wird. Nun gehen wir auf das 21. Jahrhundert zu und fragen uns, welche Rolle wird die Bioenergetische Medizin spielen, um die Leute zu behandeln, welche unter den Auswirkungen einer hochtechnisierten Welt leiden müssen?

Dr. Schimmel: Ich bin eigentlich von Natur eine optimistische Person, außer wenn ich an unsere Zukunft und unser toxisches Zeitalter denke. Das aktuelle Giftproblem ist wie ein Eisberg. Wir sehen nur den sichtbaren Teil an der Oberfläche, und man sagt uns einfach nicht die Wahrheit über die wirkliche Situation wegen möglicher unerwarteter Reaktionen der Öffentlichkeit. Selbst wenn alle Nationen dieser Welt jetzt aufhören würden, unsere Umwelt zu vergiften, so würde die Ansammlung von Giftsubstanzen frühestens erst in fünf Jahren zum Stillstand kommen, weil noch sehr viele giftige Substanzen auf dem Fließband sind. Wir müßten trotzdem noch für die nächsten 80 bis 90 Jahre in einer vergifteten Welt leben.

Da gibt es noch ein Problem, das mich am meisten beschäftigt: Selbst wenn wir alle die in uns gespeicherten toxischen Substanzen durch spezifische Mittel entfernen würden, gäbe es immer noch die erworbene toxische Information von diesen Substanzen, die im Körper verbleibt und auf künftige Generationen weitervererbt werden kann. Dieses Problem wird noch nicht einmal in der WHO diskutiert. Die Menschheit war durchaus in der Lage, sich an giftigen Substanzen von Bakterien, Pflanzen, Tieren, Mineralien während der letzten dreitausend Jahre zu adaptieren und sich auch zu verteidigen. Unser Abwehrsystem besitzt eine große Fähigkeit diese toxischen Substanzen zu bekämpfen, zu neutralisieren und auszuschalten. Jedoch haben wir eine relative Hilflosigkeit gegenüber den modernen industriellen Giftstoffen, die täglich in einer ungeheuren Menge produziert werden. Ich selbst, meine Familie und meine Patienten haben einen gewissen Schutz gegen diese toxische Bedrohung und daraus resultierende Information durch spezielle Medikamente, die nicht überall bekannt sind. Man könnte es eine allgemeine biologische Katastrophe nennen, die wahrscheinlich zuerst stattfinden muß, bevor diese Mittel der Allgemeinheit zugänglich werden, sodaß jeder diesen Schutz in Anspruch nehmen kann. Wir haben die Erfahrung, die Mittel und auch gute Ergebnisse.

Dr. Zoll: Wie kann die bioenergetische Medizin den an AIDS erkrankten Menschen helfen?

Dr. Schimmel: Ich kann nicht viel über AIDS sagen, weil ich nicht viele Patienten mit dieser schrecklichen Erkrankung gesehen und behandelt habe.

Dr. Zoll: In meinem Buch erwähne ich die psychische Vergiftung (tiefsitzende geistige und gefühlsmäßige Traumen), die auch ein gewaltiges Gesundheitsproblem darstellen. Haben Sie dazu irgend etwas für die VEGA-Tester zu sagen, die mehr Patienten mit solchen geistigen Vergiftungen zu Gesicht bekommen?

Dr. Schimmel: Es wird mehr und mehr Patienten mit tiefen geistigen und gefühlsmäßigen Traumen geben. Ich glaube, daß die meisten von ihnen unter erworbenen toxischen Informationen oder substantiellen Intoxikationen im subklinischen Bereich leiden. Das alles kann getestet werden, und die Toxine und ihre Informationen können sogar genau identifiziert und mit homöopathischen Einzelmitteln in tiefen und hohen Potenzen neutralisiert werden.

Danach wird es immer noch eine Anzahl von Patienten geben, die einer psychologischen Beratung bedürfen, die nicht ersetzt werden kann.

Dr. Zoll: Was sind Ihre Träume und Ihre Vision für die Zukunft?

Dr. Schimmel: Meine Träume und Vision über die Zukunft sind der Tag, wenn die Lehrmedizin Hand in Hand mit der Funktionellen Medizin arbeiten wird. Außerdem hoffe ich, daß eines Tages aus Religion Wissenschaft wird und die Menschen dadurch genügend Beweise erhalten, daß Unehrlichkeit, Stehlen oder Morden oder andere schlimmen Dinge sich nicht auszahlen. Eigentlich hoffe ich, daß die Menschen sich von innen heraus bessern und spiritueller werden.

Tabellen

Legende für die folgenden Tabellen

Die folgenden Abkürzungen für die Meridiankomplexe (Kern Pharma) („MK") wurden verwendet:

Dü	Dünndarm	MK 1
HE	Herz	MK 2
MP	Milz/Pankreas	MK 3
M	Magen	MK 4
Di	Dickdarm	MK 5
Lu	Lungen	MK 6
Le	Leber	MK 7
G	Gallenblase	MK 8
3E	„Drei-Erwärmer"	MK 9
Pe	Perikard	MK 10
N	Nieren	MK 11
B	Blase	MK 12
GM	Gouverneur-Meridian	MK 13
KG	Konzeptionsgefäß-Meridian	MK 14

Der emotional-energetische Anteil der Erkrankung des Patienten ist ein wesentlicher Faktor, welcher im gesamten Therapieprozeß berücksichtigt werden muß. Obgleich viele von uns im Bereich der Psychologie nicht hinreichend gut ausgebildet sind, glaube ich, daß das Verständnis der innigen Beziehung zwischen Körper, Geist und Seele des Patienten für den Erfolg der Therapie unentbehrlich ist. Tatsächlich haben mir viele Psychologen, mit denen ich gearbeitet habe, bestätigt, daß die aus dem VEGAtest gewonnenen Informationen zusammen mit einer geeigneten homöopathischen Behandlung die Therapiesitzungen mit ihren Patienten erheblich bereichert hat.

Man darf nicht vergessen, daß die Kunst und Wissenschaft der Akupunkur und der modernen Homöopathie mehr beinhaltet als das Einstechen von Nadeln in bestimmte Akupunkturpunkte oder das Verschreiben eines bestimmten homöopathischen Arzneimittels wegen eines Problemes. Eine wirklich ganzheitliche Haltung zur Medizin beinhaltet alle Aspekte der Erkrankung des Patienten einschließlich seiner Seele, seines Geistes und seines Körpers.

Die emotional-energetischen Dimensionen und ihre Verbindung mit bestimmten Erkrankungen wurden durch die Ausführung Dr. Helmut Schimmels beim Ersten Weltkongreß für funktionelle Medizin 1988 in Curacao und durch die Forschung Stuart Zolls dem Verständnis näher gebracht.

Tab. 5: Leitfaden für die Kombination der INTOX-Präparationen mit der Meridiankomplextherapie

Meridiankomplextherapie	**INTOX**	**Intoxikation**	**Häufigste Toxine**
Meridiankomplex 3 + 9 (Milz-Pankreas-Meridian und 3-Erwärmer)	INTOX I Chromium D 400	Substantielle Intoxikation (primäres Toxin in Urform)	INTOX I – Bakterien Chemikalien Stoffwechselabfallprodukte Schwermetalle (z.B. Quecksilber) Pestizide Umweltgifte
Meridiankomplexe 3 + 6 (Milz-Pankreas- und Lungenmeridian)	INTOX II Chromium 0/30/60/400	Erworbene Intoxikation (Zell-Gedächtnis) Rückstandsgift	INTOX II ist häufig die Folge einer INTOX I - Intoxikation. Obwohl der Patient klinisch gesund sein kann, ist noch toxische Information vorhanden. S.o. unter INTOX I für häufige Toxine.
Meridiankomplexe 3 + 12 (Milz-Pankreas- und Blasenmeridian)	INTOX III	Tiefergehende Therapie Genetische Information und Miasmen (genetisch modulierende Toxine) und endokrine Störungen	INTOX III – Klassische Miasmen: Testen Sie: Psorinum 200x Vaccinium 200x Carcinomium 200x Syphilinum 200x Medorrnium 200x Tuberkulinum 200x *

* Neue Miasmen-Testfilter wurden von Dr. Roy Martina entwickelt: Petroleum 200x (Petrochemikalien), Sulfur 200x (Immunsuppression), Phosphorus 200x (Strahlungsschäden), Arsenicum album 200x (virale Infektionen der Eltern), Mercurius sol. 200x (Schwermetalle bei den Eltern), Thuja 200x (Fokale Belastung bei den Eltern), Aurum met. 200x (emotionale Störungen)

Tab. 6: Leitfaden für die Festlegung der Chakra-Therapie mit Meridiankomplex-Kombinationen (Kern-Pharma)

Chakra	**Meridiankomplexe (Kern-Pharma) für Chakra-Behandlung**	**Kontrollfunktion und Einfluß des Chakras**	**Akupunkturpunkte**	**Emotionale und energetische Dimension**
Erstes Chakra	Meridiankomplexe (Kern-Pharma) Nr. 1, 5, 11 Dünn-, Dick-Darm-, Nieren-Meridian	Kontrolliert das reproduktive und urogenitale System, insbesondere die Ovarien und den Darm. Es hat Verbindung zum Gouverneur-Meridian, der in den Nieren beginnt. Die Nieren sind das Meer des Markes und haben Verbindung zum Gehirn.	Gouverneur-Meridian Punkt Nr. 1, Chang Yang	Beeinflußt den Einstrom kreativer Ideen, „Flucht-oder-Angriff-Syndrom“, Patient denkt ständig an Sex (Störung des unteren Chakra)
Zweites Chakra	Meridiankomplexe (Kern-Pharma) Nr. 3, 5 und 12 für Milz/Pankreas-, Dickdarm- und Blasen-Meridian	kontrolliert das „negative Ernährungssystem“; Organbeziehungen des ersten Chakras plus Milz/Pankreas; beeinflußt das Urogenitalsystem, besonders den Uterus und die Prostata	Konzeptionsgefäß-Meridian Nr. 4, Kuan-Yuan	sexuelle Hingebungsfähigkeit, der Patient denkt immer an Sex
Drittes Chakra	Meridiankomplexe (Kern-Pharma) Nr. 3, 7 und 8 für Milz/Pankreas-, Leber- und Gallenblasen-Meridian	kontrolliert das „positive Ernährungssystem“; verantwortlich für die Umwandlung fester und flüssiger Nahrungsmittel in Nährstoffe und deren Transport	Erstreckt sich zwischen KG 10, KG 12 und KG 13 KG 10, Shiagoan unteres Abdomen KG 12, Chungwan mittleres Abdomen KG 13, Shangoan oberes Abdomen	globale Liebe, Unfähigkeit, Liebe zu geben oder anzunehmen, Lernen von Vergebung und Toleranz

Chakra	Meridiankomplexe (Kern-Pharma) für Chakra-Behandlung	Kontrollfunktion und Einfluß des Chakras	Akupunkturpunkte	Emotionale und energetische Dimension
Viertes Chakra	Meridiankomplexe (Kern-Pharma) Nr. 2, 6 und 8 Herz-, Lungen- und Gallenblasen-Meridian	Gefäß- und Kreislaufsystem; insbesondere Thymus, Schilddrüse und Immunsystem; chronische virale Erkrankungen, wird als Herz-Chakra bezeichnet.	KG 17, Shin-Jang	Liebe zur Menschheit, Verbindung zu Lebenskrisen, muß sich entwickeln; Mitgefühl mit allen leidenden Menschen
Fünftes Chakra	Meridiankomplexe (Kern-Pharma) Nr. 2, 9 und 10 für Herz-, „Dreierwärmer"- und Perikard-Meridian	Kontrolliert den Atmungsapparat: Herz und Lungen, besonders Schilddrüse, Thymus und Nebenschilddrüse, dadurch „Anti-Toxin-Funktion".	Liegt zwischen KG 23, Lienchao und KG 22.	harmonischer Antrieb, Zentrum des Ausdruckes, der Verständigung und der Urteilskraft
Sechstes Chakra	Meridiankomplexe (Kern-Pharma) Nr. 1, 7 und 9 für Dünndarm-, Leber- und „Dreierwärmer"-Meridian	Kontrolliert das autonome Nervensystem, besonders die Hypophyse; besser als „drittes Auge" bekannt	Yin-Jang	beeinflußt den allgemeinen Antrieb im Leben; Überdenken der spirituellen Natur und der Richtung im Leben
Siebtes Chakra	Meridiankomplexe (Kern-Pharma) Nr. 2, 8 und 10 für Herz-, Gallenblasen- und Kreislauf-Meridian	willkürliches Nervensystem, Schilddrüse und besonders die Zirbeldrüse, die als „Kronen-Chakra" bekannt ist	GM 20, Bai-Hui „Treffen der Hundert„	hohes spirituelles Dasein; Ärger weicht Verständigung; absolute Vereinigung

Tab. 7: Umfassende Tabelle für die Meridiankomplex-Therapie

Symptom	Meridian-komplex	Prinzipielle Therapie	„Fünf-Elemente“	Emotionale/ Energetische Dimension
Adnexitis	N	In der traditionellen chinesischen Medizin kontrollieren die Nieren das reproduktive System.	Wasser	Einfließen kreativer Ideen
	B	Anatomische und energetische Zusammenhänge	Wasser	
Akne/Hautprobleme	Lu	In der traditionellen chinesischen Medizin kontrollieren die Lungen die Haut. Sie öffnen und schließen die Poren, wodurch sie beim Entgiftungsvorgang helfen.	Metall	Patient fürchtet Freiheitsverlust, neigt zur Sorge.
	Di	Der häufigste Grund für Hauterkrankungen: Dysbiose	Metall	Dem Patienten mangelt es an Durchhaltevermögen.
	Dü	Allergie, Überempfindlichkeit, Candida, externe pathogenetische Faktoren Texten Sie immer auf Störherde in den Zähnen, Mandeln und Adnexen!	Feuer	
	N	Wasserspeicherung und Entgiftung	Wasser	Fürchtet den Umgang mit anderen.
	MP	Pankreas: Kreislauf und Lymphsystem, Ausscheidung von Giftstoffen	Erde	Ängste, zu viel Nachdenken, Besessenheit
Allergien	Di Dü	Dysbiose (Candida-Infektionen, durch Dysbiose verursacht), externe pathogenetische Faktoren	Metall Feuer	Patient hat Mangel an Durchsteh vermögen.

Symptom	Meridian-komplex	Prinzipielle Therapie	„Fünf-Elemente“	Emotionale/ Energetische Dimension
Amenorrhoe	KG GM	Kraftvolle Wirkung auf das gesamte reproduktive System und die Hormone in Kombination		tiefsitzende psychische Verschmutzung
	N	Die Nieren überwachen das reproduktive System. Prüfen Sie auf Toxizität!	Wasser	emotionaler Schock und Trauma
		„Fünf Elemente“-Regel: Die Erde kontrolliert das Wasser. Der Meridianverlauf betrifft die Fortpflanzungsorgane.	Erde	Sex ist angstbesetzt.
Anämie	MP	Mittlerer Erwärmer, Milz wandelt feste und flüssige Nahrung nicht in Nährstoffe um.	Erde	Mangel an realer „Substanz“ im Leben
	Di Dü	Dysbiose	Metall Feuer	
	Le G	Die Leber speichert und reinigt das Blut. Testen Sie auf externe pathogenetische Faktoren!	Holz	
	N	Die Nieren sind ein Filter, sie wirken bei der Entgiftung, dieser Prozeß hilft beim Reinigen des Blutes.	Wasser	
Anus/Hämorrhoiden	Di GM (13)	Dysbiose Meridian-Verlauf steigt ab zum Perineum (GM 1)	Metall	Starkes Durchhaltevermögen, kann Dinge und andere nicht loslassen.
Appendix, aktue oder chronische Irritation	G	Chirurgie (akut)	Holz	Gedanken werden auf andere projiziert, Fehler werden bei anderen gefunden.
	Le	Die Therapie muß auf die Beseitigung vn Konstipation zielen, der Dickdarm hat anatomische Beziehung zur Appendix.	Metall	Urteilsvermögen

Symptom	Meridian-komplex	Prinzipielle Therapie	„Fünf-Elemente“	Emotionale/ Energetische Dimension
Appetit, übermäßiger	MP	Mittlerer „Erwärmer“, Milz/Pankreas verarbeiten die Nahrung nicht richtig.	Erde	Es besteht immer eine Leere.
	Chakra 3 (3, 7, 8)	Geringe Aufnahme, hilft dem Verdauungsprozeß		Patient stets unzufrieden, braucht Liebe.
	Chakra 4 (2, 6, 8)	Endokrines System		Meist Lebenskrise, Streß aktiviert Appetit.
	Chakra 5 (2, 9, 10)	Schilddrüse, geschwächter Stoffwechsel		
Arthritis	N	Die meisten Nierenstörungen verursachen Gelenkbeschwerden, weil der Körper Toxine in den Gelenken ansammelt, welche die Nieren ausscheiden sollten. Testen Sie auf externe Pathogene, wie zum Beispiel Mercury!	Wasser	tiefsitzende Angst, der Patient fürchtet um seine Gesundheit.
Asthma	Lu	Asthma bei Kindern hängt oft mit emotionalen Belastungen zusammen, die von Trennung oder Verlust herrühren, Scheidung oder Todesfall in der Familie. Dies beeinträchtigt das Lungen-Chi.	Metall	Patient befürchtet Freiheitsverlust; Kummer und Sorge
	Di	Siehe Allergien: Dysbiose, ökologisch, aus der Umgebung (Luft), Schimmel, Pollen, Petrochemie usw.		
Augenprobleme, chronische; Glaukom; trockene Augen; verschwommenes Sehen	3E	Blutmangel in der Leber, das Leber-Blut ernährt die Augen (laut trad. chin. Medizin).	Holz	Unterdrückter Ärger, Frustation und Ressentiments greifen die Leber an.

Symptom	Meridian-komplex	Prinzipielle Therapie	„Fünf-Elemente“	Emotionale/ Energetische Dimension
Blasenerkrankungen; Urogenital-erkrankungen; Zystitis	B+ N+ B	Gehört zu den Nieren. Das VEGAtest-Verfahren und CompSeg haben eine Verbindung zwischen Gallenblase und Urethra gezeigt, auch Gallenblase und Nieren.	Wasser Holz	Probleme mit Selbstvertrauen
Bronchitis	Lu	Ökologie, externe pathogenetische Faktoren und Ernährungsgewohnheiten Dysbiose	Metall	Freiheitsverlust, ständige Sorgen Überempfindlichkeit
Depression	Le KG (14)+ GM (13)	In der trad. chin. Medizin kontrolliert die Leber Depressionen. Testen Sie auf Viren, Bakterien, Chemikalien, Schwermetalle usw.! Zusammen eingenommen haben Meridiankomplexe (Kern-Pharma) Nr. 13 und 14 eine starke Wirkung auf psychosomatische Störungen.	Holz	Aufgestauter Ärger und Frustration, harmonische Gemütszustände, Verärgerung tiefsitzende psychische „Verschmutzung“ Ärger blockiert Liebe.

Symptom	Meridian-komplex	Prinzipielle Therapie	„Fünf-Elemente“	Emotionale/ Energetische Dimension
Dermitis, Ekzem, Psoriasis	Le+ Dü	Dysbiose, Candida, Nahrungsmittelüberempfindlichkeit, schlechte Ernährungsgewohnheiten	Metall Feuer	Zuneigung, Ursache von Hauterkrankungen ist oft unterdrücktes emotionales Trauma.
	MP	Gewöhnlich ist der Pankreas belastet. Testen Sie auch auf INTOX III für ererbte toxische Information!	Erde	
	Le+ G	Wasserspeicherung durch Nieren, Filterung und Entgiftung Kreislauf- und lymphatisches System, Ausscheidung und Entgiftung Beachten Sie Meridianverläufe über erkrankten Hautbezirken (aufgrund von Meridianstörungen)!	Wasser	
	KG (14)	Hautprobleme können hormonell bedingt sein. Testen Sie auf Zahnherde, Mandeln und Adnexen!		
Diabetes	MP	Milz/Pankreas beherrschen den Blutzucker	Erde	Immer Liebesprobleme. Muß Vergebung und Toleranz erlernen.
Diarrhoe	MP Di	Schwäche der Milz Dickdarmdysbiose	Erde Metall	Durchstehvermögen

Symptom	Meridian-komplex	Prinzipielle Therapie	„Fünf-Elemente“	Emotionale/ Energetische Dimension
Dysbiose beinhaltet: - Candida - Diarrhoe - Verstopfung - Flatulenz		Abnorme Darmflora (Candida resultiert immer aus Dysbiose). Patienten nach längerem Antibiotikagebrauch und mit schlechten Ernährungsgewohnheiten		
Abdominale Schwellung Colon irritable	Di	Gehört zum Dickdarm. Folge von Dysbiose, Ebenso irritables Colon. Testen Sie auf psychischen Streß und Appendix-Herd!	Metall	
	Dü Le+ G+ MP	Dünndarmdysbiose Toxische Wiederaufnahme aus dem Darm beeinträchtigt Leber und Gallenblase, Gallengänge, Pankreas und Nieren	Feuer Holz Holz Erde	
	N	Eine Dickdarmdysbiose verursacht häufig eine Störung des Zwerchfells, Herde im Kopf wie in den Nebenhöhlen, den Mandeln und den Zähnen.	Wasser	
Dysmenorrhoe *PMS*	KG (14) GM (13)	Zusammen eingenommen starke Wirkung auf reproduktives System und Hormone		tiefsitzende psychische Verschmutzung
	Chakra 1 (1, 5, 11)	Wirkung auf reproduktives System		Patient denkt ständig an Sex (Störung des unteren Chakras)
	N	Die Nieren kontrollieren das reproduktive System (laut der trad. chin. Medizin). Testen Sie auch die maximal belasteten Organe: Leber, Gallenblase, Milz, Pankreas		Angst vor sexueller Intimität

Symptom	Meridian-komplex	Prinzipielle Therapie	„Fünf-Elemente“	Emotionale/ Energetische Dimension
Emphysen	Lu	Gehört zum Lungenorgan.	Metall	Versucht tiefsitzenden Kummer zu beseitigen.
Enuresis	 N B H	Unfähigkeit den Urin zu kontrollieren, betrifft meist Kinder. Ursachen: emotional bedingt. Hirnzentrum kontrolliert Blase nicht, oder Hypolasis. Häufige Ursachen: Emotionale Verzweiflung beeinträchtigt Nieren und Blase, ebenso das Herz-Shen. Gehört zur Niere Gehört zur Blase Enuresis mit schlechten Träumen Testen Sie das Herz-Shen! Bach-Blüten sehr hilfreich.		Angst vor Dingen oder anderen, angsterfüllte Träume
Epigastrisches Syndrom	Chakra 3 (3, 7, 8) MP	Ist für die Transformation und den Transport der Nährstoffe nützlich, insbesonders, wenn psychischer Streß im Spiel ist.	Erde	
Epstein-Barr Cytomegalie-Virus	Le + G Chakra 4 (2, 6, 8)	Das Virus neigt zur Ansammlung in Leber und Gallenblase. Die Flüssigkeit kann über Jahre inaktiv verharren. Chronische virale Probleme.	Holz	Ressentiments Lebenskrise
Ethmoidal Sinus	Di	Dickdarmdysbiose	Metall	Geschickte Nutzung von Macht oder Mißbrauch persönlicher Macht
Fehlgeburt (drohende)	KG (14)	Harmonisiert und reguliert das KG.		

Symptom	Meridian-komplex	Prinzipielle Therapie	„Fünf-Elemente“	Emotionale/ Energetische Dimension
Flatulenz	MP	Die Milz wandelt Nahrung und Blut in Nährstoffe um. Behandeln Sie den „Mittleren Erwärmer“ bei schlechter Verdauung.	Erde	Patient immer in Eile
Frakturen	N	Die Nieren kontrollieren die Knochen des gesamten Körpers. Sie sind auch das „Meer des Markes“.	Wasser	
Gallenblase	G	Gehört zum Gallenblasen-Organ und den Gallengängen. Schlechte Ernährungsgewohnheiten.	Holz	Patient trifft unangemessene Entscheidungen.
Gastritis	M MP	Magen erhält weder feste noch flüssige Nahrung. Wird sonst von MI/PA umgewandelt.	Erde Erde	Gehobene Stimmung, Besessenheit.
Gastritis, akute oder chronische	Pe (10)	Dysbiose, Candida, Parasiten, Salmonellen, Toxoplasmose, Pestizide, Nahrungsmittelallergie, schlechte Ernährungsgewohnheiten und psychische Belastung sind alles mögliche Faktoren.	Feuer	
Gastro-Kardialer Symptomen-komplex	M MP	Gehört zum Magen. Unterstützt den Verdauungsprozeß.	Erde Erde	Gehobene Stimmung
Gelbsucht	Le+ G	Die Leber produziert Galle, die Gallenblase scheidet sie aus.	Holz Holz	Neigung zu Fehlurteilen und Entscheidngen
Genitale, männliches	Le	Ein Ast des Leber-Meridians steigt zum Penis ab.	Holz	Aufgestaute Frustration, Unfähigkeit zur sexuellen Hingabe.
Genitale, weibliches	B N	Physio-energetische Beziehung. Die Nieren beeinflussen die Fortpflanzungs-Organe.	Wasser Wasser	Mangel an Selbstvertrauen. Unfähigkeit zur sexuellen Hingabe.

Symptom	Meridian-komplex	Prinzipielle Therapie	„Fünf-Elemente“	Emotionale/ Energetische Dimension
Haarausfall	Le G N	Stagnation in den Portalgefäßen Kreislauf In der trad. chin. Medizin kontrollieren die Nieren das Kopfhaar.	Holz Holz Wasser	
Hepatitis, infektiöse	Le + G + HP auch: Chakra 3 (3, 7, 8)	Hepatitis wird durch ein Virus verursacht. Es werden Leber, Gallenblase, Milz und Pankreas behandelt. Der Patient kann unter Übelkeit, Erbrechen, weißen Stühlen und Gelbsucht leiden (abnorme Leberfunktionstests möglich).	Holz Erde	
Herzerkrankungen	H MP Chakra 3 (3, 7, 8) Chakra 4 (2, 9, 10)	Gehört zum Herzorgan. Der Pankreas ist der „Herz-Killer“. Störung des dritten Chakra beeinträchtigt das Chakra.	Feuer Erde	Liebe zur Menschheit. Immer mit Liebesproblemen verknüpft. Allumfassende Liebe. Der Patient muß Vergebung erlernen und Toleranz; normalerweise im Zusammehang mit Lebenskrise.
HNO		Umweltfaktoren, externe Pathogene, Umweltverschmutzung, Smog, Allergien, Nahrungsmittelüberempfindlichkeit, insbesondere auf Molkereiprodukte.		
Hoden	Le	Ein Ast des Leber-Meridians tritt in Penis und Hoden ein.	Metall	Kreativität und Konzentrationsvermögen.
Hüftgelenks-probleme	G	Der Gallenblasen-Meridian läuft über die Hüfte.	Holz	

Symptom	Meridian-komplex	Prinzipielle Therapie	„Fünf-Elemente“	Emotionale/ Energetische Dimension
Hyperthyreose	Le+ MP	Leber- und Pankreas-Chi können durch Emotionen blockiert sein, das Herz wird betroffen.	Holz	Aufgestauter Ärger und Frustration, Ressentiments sind häufig die ursächlichen Emotionen.
	Chakras 5, 6, 7	Auch durch die Chakras 5 bis 7 wird die Schilddrüse beeinflußt. Testen Sie die Chakra-Heilmittel auf ihre Wirkung!		
Hypertonie (Bluthochdruck)	N	„Fünf-Elemente-Regel“: Das Nieren-Wasser hat keine Kontrolle über das Herz-Feuer.	Wasser	Angst schwächt die Nieren.
	Le	Der Leber-Holz-Überschuß ernährt das Herz-Feuer.		Ressentiments, Frustration, Ärger.
Hypoglykämie	HP	Der Pankreas reguliert den Blutzucker.	Erde	Der Patient braucht ständige Bestätigung.
Impotenz	N Chakra 1 (1, 5, 11)	Das Nieren-Jang beeinflußt die männliche Potenz. Die unteren Chakras entsprechen den Sexualorganen.	Wasser	Unsicherheit. Sexuelle Besessenheit.
	Chakra 2 KG (14) GM (13)	Siehe oben (Chakra 1) Kombinieren Sie die beiden Heilmittel für optimale Ergebnisse!		
Ischialgie *Rückenschmerzen*	B N	Blasen-Meridian zieht über die betroffenen Regionen. In der trad. chin. Medizin kontrollieren die Nieren die Knochen und den Rücken.	Wasser Wasser	
	GM (13)	Meridian-Verlauf entlang der Wirbelsäule.		

Symptom	Meridian-komplex	Prinzipielle Therapie	„Fünf-Elemente“	Emotionale/ Energetische Dimension
Kniegelenks-erkrankungen	N	In der trad. chin. Medizin kontrollieren die Nieren die Knochen im gesamten Körper. Wenn die Nieren externen pathogenetischen Faktoren ausgesetzt sind (z. B. Quecksilbertoxine), sammeln sich diese in den Gelenken an.	Wasser	Der Patient hat Angst vor dem Altern.
	Le	In der trad. chin. Medizin kontrolliert die Leber die Sehnen und Bänder im gesamten Körper. (Hinweis: Der Leber- und der Gallenblasen-Meridian verlaufen durch das Knie.)	Holz	Sturheit und Starrheit.
Koliken	Dü + MP + M + Le + Bc	Kuhmilch und Trockenmilchzubereitungen können für Neugeborene zu reichhaltig sein. Es ist sehr wichtig, die Mutter auf externe Pathogene zu testen (INTOX I, II), welche die Leber und Gallenwege der Mutter beeinträchtigen, und das Baby auf ererbte toxische Information zu testen.	Metall Erde Holz	Das Neugeborene fürchtet Trennung von der Mutter.
Konjuktivitis	B Le + G	Chronische urogenitale Störungen beeinträchtigen den Blasenmeridian, beginnt am inneren Kanthus. In der trad. chin. Medizin ernährt die Leber die Augen. Die Augen sind das Fenster der Leber.	Wasser	Mangel an Selbstvertrauen; aufgestauter Ärger und Ressentiments
Kopfschmerzen, okzipitale	N	Ovarien- oder Prostataentzündung können den Blasen-Meridian affizieren. Beachten Sie den Meridian-Verlauf.		
Kopfschmerzen, frontale	M Di	Verdauung. Disfunktion beeinträchtigt Magen-, Dünndarm- und Blasen-Meridian.	Erde Metall	
Kropf	M Chakra 5 (2, 9, 10)	Testen Sie die Meridiane, die durch die Schilddrüse verlaufen! Testen Sie auch andere Meridiane! Liegt über der Schilddrüse.	Erde	

Symptom	Meridian-komplex	Prinzipielle Therapie	„Fünf-Elemente“	Emotionale/ Energetische Dimension
Lungen-erkrankungen	Lu	Gehört zur Lunge.	Metall	Freiheitsverlust.
Magen-Schmerzen	M MP	Magen-Meridian. Milz/Pankreas wandeln feste und flüssige Nahrung um.	Erde Erde	
Mammae-Erkrankungen; Mastitis	Le M MP	Ein innerer Ast des Leber-Meridians zieht durch die Brust. Der Meridian verläuft über die Brust und durch die Mamillen. Pankreas beeinflußt die Mammae.	Holz Erde Erde	Mutterliebe.
Menopause	KG (14) GM (13)	Hat Wirkung auf das reproduktive System und die Hormone. Stärkere Wirkung.		
Migräne; Temporal-Kopfschmerzen	Le G 3E	Leber kontrolliert Kopfschmerzen (trad. chin. Medizin). Rechtsseitige Kopfschmerzen. Der „Drei-Erwärmer“ kann über die betroffenen Regionen verlaufen.	Holz Holz Feuer	
Milz/Pankreas	MP	Gehört zu den Organen.	Erde	Widerstandskraft.
Milzerkrankungen	MP	Gehört zu Milz und Pankreas. Testen Sie immer auf geopathische Belastung, welche einen tiefgreifenden Effekt auf die Milz hat.		
Morbus Raynaud	Pe Chakra 4 (2, 6, 8)	Gehört zum Perikard-Organ. Herz-Kreislauf-System.	Feuer	Dem Patienten fehlt es an Antrieb, Feuer.
Multiple Sklerose	N MP Le G	Mögliche Toxizität, insbesondere Schwermetalle (Quecksilber). Störung des Pankreas, der Leber und der Gallengänge, auch der Nieren.	Wasser Erde Holz Holz	

Symptom	Meridian-komplex	Prinzipielle Therapie	„Fünf-Elemente“	Emotionale/ Energetische Dimension
Ohrenschmerzen, Ohrinfektionen	N G+ 3E+ DÜ	In der trad. chin. Medizin sind die Ohren die Fenster der Nieren. Auf dem GB-Meridian fließt Chi zum Ohr. Ebenso auf dem „Drei-Erwärmer“- und Dünndarm-Meridian.	Wasser	
Ovarien	KG (14) N	Einfluß auf reproduktives System. Kontrolliert reproduktive Organe.		Kreative Ideen.
Pankreas-Erkrankungen	MP	Gehört zu Milz und Pankreas. Testen Sie auf INTOX I und II: Externe pathogene Toxzine, insbesondere von Pestiziden können den Pankreas schädigen!	Erde	Braucht Probleme, Probleme mit dem Geben und Empfangen von Liebe, muß Vergebung und Toleranz erlernen.
Prostatitis	N	In der trad. chin. Medizin kontrollieren die Nieren die reproduktiven Organe und sind mit der Blase verbunden.	Wasser	Unfähigkeit zur sexuellen Hingabe.
Raynaud-Syndrom	Pe	Gehört zum Perikard-Meridian (Kreislauf).		
Rhinitis/Sinusitis	Di	Dysbiose	Metall	Geschickte Nutzung von Macht oder Mißbrauch persönlicher Macht.
Roemheld-Syndrom	H MP	Gehört zum Herz. Unterstützt Verdauung.	Feuer Erde	
Schilddrüsen-Erkrankungen	N M	Meridian verläuft durch Schilddrüse. Meridian verläuft durch Schilddrüse.	Wasser Erde	Harmonischer Antrieb im Leben.

Symptom	Meridian-komplex	Prinzipielle Therapie	„Fünf-Elemente“	Emotionale/ Energetische Dimension
Schlaflosigkeit	H Pe MP	Im Herzen wohnt das Shen. Das Perikard schützt das Herz vor schweren emotionalen Belastungen, insbesondere Trauer. Es ist der Botschafter des Herzens. In der trad. chin. Medizin kontrolliert die Milz die Ideen, zu viel Nachdenken entzieht der Milz Energie.		Der Patient ist unruhig. Kann sich selbst nicht leiden. Kommt nicht zur Ruhe.
Schulterschmerzen, chronische	Di 3E Dü Lu	Meridian verläuft über die Schulter. Testen Sie auch den „Drei-Erwärmer“, Dünndarm und Lungen-Meridian. Hinweis: Reiben Sie ein paar Tropfen der Meridian-Komplexe (Kern-Pharma) in schmerzhafte Stellen! Direkte Applikation auf Akupunkturnadeln kann Therapiewirkung der Akupunktur verstärken.	Metall Feuer Feuer	
Schultersteife	G	Gallenblasen- und Dickdarmstörungen sind am häufigsten.	Holz	
Stirnhöhlen	B	Hinweis: Urogenitalerkrankungen (Ovariitis, Prostatitis, Zystitis) können über den Blasen-Meridian (verläuft durch Stirnhöhlen) die Sinus beeinflussen.	Wasser	Geschickte Nutzung von Macht oder Mißbrauch persönlicher Macht.
Tinnitus	GB Le N 3E	Gallenblasen-Meridian leitet Chi zu den Ohren. Akuter Tinnitus oft ein Leberproblem. Chronischer Tinnitus normalerweise Nierenproblem. “Drei-Erwärmer“ leitet Chi um die Ohren herum.		

Symptom	Meridian-komplex	Prinzipielle Therapie	„Fünf-Elemente“	Emotionale/ Energetische Dimension
Tonsillitis	Lu Di MP M 3E	Die Lungen haben Wirkung auf Rachen und Mandeln. Chronische Dysbiose. Milz/Pankreas-Kausalkette beeinflußt Herde in den Schleimhäuten. Meridian-Verlauf über die betroffenen Regionen.	Metall	Unrealistische Einschätzungen.
Ureter-bedingte Kopfschmerzen Siehe auch: *Rhinitis,* *Sinus-Störungen,* *Kopfschmerzen*	GM (13)	Meridian-Verlauf		
Urtikaria	Le MP 3E	Allergische Reaktion auf: Nahrungsmittel, Arznei Ascariasis (Läsionen erhaben, Auftreten plötzlich, Juckreiz, schnelles Abklingen) Entgiftung der Leber, Blutreinigung. Die Milz beherrscht das Blut, wandelt feste und flüssige Nahrung um. Führt in Kombination mit den anderen Mitteln zur Ausscheidung von kürzlich erworbenen und substantiellen Toxinen (INTOX I).		
Vergeßlichkeit	N	„Die Nieren sind das Wesen der Gedanken“ (Nan-Ching)	Wasser	
Wässrige Stühle	Dü	Der Dünndarm verliert seine Fähigkeit, „rein“ von „trüb“ zu trennen.	Feuer	
Zwerchfellspasmen	Pe KG (14)	Schluckauf. Testen Sie das maximal gestreßte Organ im Abdomen Leber, Gallengänge, Pankreas und Darmdysbiose		

Literatur

Zu „Danksagungen":

[1] *Bronowski, J.:* The Ascent of Man. Little Brown and Company, Boston and Toronto 1973.

Zu den Kapiteln „Dem 21. Jahrhundert entgegen" bis „Beobachtung über pathogenetische Muster in der Medizin":

[1] *Kenyon, Julian N.:* Modern Techniques of Acupuncture, Volume 3. Thorsons Ltd., New York 1985.

[2] *Eisenberg, David:* Encounters with Chi, Exploring Chinese Medicine. Commentary by Dr. Zhang. W. W. Norton Company New York and London.

[3] *Kern Pharma:* Meridiankomplexes and Specialties, translated by Julian N. Kenyon.

[4] *O'Connor, John; Bensky, Dan:* Acupuncture. A Comprehensive Text. Shangia College of Traditional Medicine. Eastland Press, Chicago 1981.

[5] *Kern Pharma:* Meridian Complexes and Specialties. Translated by Julian N. Kenyon.

[6] *Schimmel, Helmut; Banis, R.:* The Chakras as Superior Energetic Control Centers. Making Therapy more Effective in Bio-Energetic Medicine, 1986.

[7] *Zoll, Stuart:* The Bridge Between Acupuncture and Modern Bio-Energetic Medicine.

[8] *Heim, G.; Schimmel, H.W.:* Manual of the Comp. Seg. Published by the Scientific Department Vega GmbH, 1987.

[9] *Holmes, Mark:* Correspondence 1987, California.

[10] *Schimmel, Helmut:* Correspondence 1989, West Germany.

[11] *Schimmel, Helmut:* Correspondence 1989, West Germany.

[12] *Martina, Roy:* The Tester. Journal of Functional Medicine 2. (1989).

[13] *Martina, Roy:* Course Notes. 1990.

[14] *Schimmel, H. W.:* Pathogenetische Grundmuster in der Medizin. Hufeland-Journal 2 (1987) 18 - 22.

[15] *Aschner, B.:* Technik der Konstitutionstherapie. 6. Aufl., Karl F. Haug Verlag, Heidelberg 1984.

[16] *Honegger, H.:* Die antidyskratische Behandlung als Basistherapie chronischer Krankheiten. Karl F. Haug Verlag, Ulm 1959.

[17] *Voll, R.:* Elektroakupunktur, anderthalb Jahrzehnte Forschung in der Diagnostik und Therapie. M. L. Verlag, Uelzen 1971.

[18] *Fehrenbach, J.; Noll, H.; Nolte, H. G.; Schimmel, H. W.:* Kurzes Lehrbuch der VEGA-Testmethode. 2., überarb. und ergänzte Aufl. VEGA-Grieshaber KG, Schiltach 1986.

[19] *Heim, G.: Schimmel, H.W.:* Handbuch für die computerisierte Segmentelektrographie. 1. Aufl., VEGA-Grieshaber KG, Schiltach 1987.

[20] *Heim, G., Schimmel; H. W.:* Handbuch für die computerisierte Segmentelektrographie. 2. Aufl., VEGA-Grieshaber KG, Schiltach 1989.

[21] *Schimmel, H. W.:* Kausalketten und ihre Bedeutung in der energetischen Medizin (Regulationsmedizin). Acta Biologica 2/1985 ad 1/1986. Pascoe Pharm. Präparate GmbH, Gießen.

Zu den Kapiteln „Der Schlüssel zu den Kausalketten ..." bis „Der Gouverneur-Meridian (Ren-Mai)":

[1] *Schimmel, Helmut:* The Causal Chains. Edited by Julian N. Kenyon. VEGA, West Germany.

[2] *Kenyon, N. Julian:* Modern Techniques of Acupuncture. Vol. III. Thorsons, Wellington, Northamptonshire and New York 1985.

[3] *Schimmel, Helmut:* The Causal Chains. Edited by Julian N. Kenyon. VEGA, West Germany.

[4] *Schimmel, Helmut:* The Causal Chains. Edited by Julian N. Kenyon. VEGA, West Germany.

[5] *Schimmel, Helmut:* Occidental Research Institute. Course Notes. 1989.

[6] *Schimmel, Helmut:* The Causal Chains. Edited by Julian N. Kenyon. VEGA, West Germany.

[7] *Schimmel, Helmut:* The Causal Chains. Edited by Julian N. Kenyon. VEGA, West Germany.

[8] *Schimmel, Helmut:* The Tester. Vol. II, Nr. 2. Published by Roy Martina, 1989.

[9] *Kaptchuk, Ted:* The Web That Has No Weaver. Condon & Weed, New York 1983.

[10] *Matsumoto, Kiko; Birch, Steven:* The Five Elements an Ten Stems. Nan Ching, Theory ad Practice. Paradigm, Brookline, Mass. 1983.

[11] *Kaptchuk, Ted:* The Web that Has No Weaver. Condon & Weed, New York 1983.

[12] *Connelly, Dianne:* Traditional Acupuncture Law of the Five Elements. Centre for Traditional Acupuncture Inc., 1987.

[13] *North American College of Acupuncture:* Course Notes: Chinese Philosophy and Principles of Diagnosis. The Function of the Viscera.

[14] *North American College of Acupuncture:* Course Notes: Chinese Philosophy and Principles of Diagnosis. The Function of the Viscera.

[15] *North American College of Acupuncture:* Course Notes: Chinese Philosophy and Principles of Diagnosis. The Function of the Viscera.

[16] *Ross, Jeremy:* The Zang Fu. The Organs System of Traditional Chinese Medicine. 2nd edition. Churchill, Livingstone, Edinburgh, London, Melbourne and New York 1985.

[17] *North American College of Acupuncture:* Course Notes: Chinese Philosophy and Priciple of Diagnosis. The Function of the Viscera.

[18] *So, James Tin Tao:* The Complete Course in Chinese Acupuncture. The New England Shool of Acupuncture, 1977. (Also see Diagram: Tongue Diagnosis).

[19] *Kaptchuk, Ted:* The Web That Has No Weaver, Condon & Weed, New York 1983.

[20] *Kaptchuk, Ted:* The Web That Has No Weaver, Condon & Weed, New York 1983.

[21] *Maciocia, Giovanni:* The Theory of the Zanfu (Part One). The Journal of Chinese Medicine, Nr. 8, Sept. 1981.

[22] Kaptchuk, Ted: The Web That Has No Weaver. Condon & Weed, New York 1983.

[23] *Schimmel, Helmut:* The Causal Chains. Edited by Julian N. Kenyon. VEGA, West Germany.

[24] *MacLaine, Shirley:* Going Within. A Guide for Inner Transformation. Bantam Books, New York.

[25] *North American College of Acupuncture:* Course Notes: Chinese Philosophy and Principles of Diagnosis. The Function of the Viscera.

[26] *North American College of Acupuncture:* Course Notes: Chinese Philosophy and Principles of Diagnosis. The Function of the Viscera.

[27] *Connelly, Dianne:* Traditional Acupuncture. Law of the Five Elements. Centre for Traditional Acupunkcture Inc., 1987.

[28] *Ilza, Veith:* Yellow Emperor's Classic of Internal Medicine. University of California Press, Berkeley, Los Angeles, London 1970.

[29] *Connelly, Dianne:* Traditional Acupuncture. Law of the Five Elements. Centre for Traditional Acupuncture. 1987.

[30] *Kaptchuk, Ted:* The Web That Has No Weaver. Condon & Weed, New York 1983.

[31] *Schimmel, Helmut:* Dysbiosis. An Overview. Edited by Julian N. Kenyon. VEGA, West Germany.

[32] *Ilza, Veith:* Yellow Emporer's Classic of Internal Medicine, Introduction to the Nie-Ching. University Press.

[33] *Connelly, Dianne:* Traditional Acupuncture. Law of the Five Elements. Published by the Centre for Traditional Acupuncture Inc., 1987.

[34] *North American College of Acupuncture:* Course Notes: Chinese Philosophy and Principles of Diagnosis. The Function of the Viscera.

[35] *Schimmel, Helmut:* The Causal Chains. Edited by Julian N. Kenyon. VEGA, West Germany.

[36] *North American College of Acupuncture:* Course Notes: Chinese Philosophy and Principles of Diagnosis. The Function of the Viscera.

[37] *Connelly, Dianne:* Traditional Acupuncture The Law of the Five Elements. Centre for Traditional Acupuncture Inc., 1987.

[38] *Schimmel, Helmut:* Guidelines for the Treatment of Chronic Disease Using Komplex Homeopathy. Vol. I. Edited by Julian N. Kenyon, Pascoe Pharma, West Germany 1984.

[39] *Schimmel, Helmut:* Guidelines for the Treatment of Chronic Disease Using Komplex Homeopathy. Vol. I. Edited by Julian N. Kenyon, Northamptonshire and New York 1985.

[40] *Kaptchuk, Ted:* The Web That Has No Weaver. Condon & Weed, New York 1983.

[41] *Unschuld, Paul, U.:* Nan-Ching, The Classic of Difficult Issues. University of California Press, Berkeley, Los Angeles, London 1986.

[42] *Pascoe Pharma:* Similaplexe. Translated by Julian N. Kenyon, Pascoe Pharma, West Germany 1983.

[43] *Kaptchuk, Ted:* The Web That Has No Weaver. Condon & Weed, New York 1983.

[44] *Kaptchuk, Ted:* The Web That Has No Weaver. Condon & Weed, New York 1983.

[45] *Kaptchuk, Ted:* The Web That Has No Weaver. Condon & Weed, New York 1983.

[46] *Macioeia, Giovanni:* The Eight Extra Meridians. Journal of Chinese Medicine. Vol. II, Autumn 1979, Sussey, England.

[47] *Darcey, Geoff:* The Eight Extra Meridians. Doctor of Acupuncture Thesis, 1989.

[48] *Worsley, J. R.:* Course Notes. The College of Traditional Chinese Acupuncture, 1979-1982.

[49] *Darcey, Geoff:* The Eight Extra Meridians, Doctor of Acupuncture Thesis, 1989.

[50] *Van Nghi:* Course Notes, Seminar. Connecticut, March 1988.

zu den restlichen Kapiteln:

[1] *Heim, Günter:* (Physicist, Heidelberg): Course Notes. The First World Convention on the VEGAtest System, January 11 to 15, 1988 Curacao, Netherlands, Antilles.

[2] *Motoyama, Hiroshi:* Theories of the Chakras: Bridge to Higher Consciousness: A Quest Book. The Theosophical Publishing House, Wheaton III. (U.S.A.), Madra (India), London (England) 1981.

[3] *Bartley, W. W.:* III. The Transformation of Man. Autobiography Werner Erhard. Published by Clark and Porter, 1978.

[4] *R. Banis:* Die Chakren und ihre Bedeutung in der energetischen Medizin. Erfahrungsheilkunde 35 (1986) 769 - 772.

[5] *Schimmel, Helmut:* First World Congress on the VEGAtest System Course Notes. January 11 - 15, 1988. Curacao, Netherlands, Antilles.

[6] *Schimmel, Helmut:* First World Congress on the VEGAtest System. Course Notes. January 11 - 15, 1988, Curacao, Netherlands, Antilles.

[7,8,9] R. Banis: Die Chakren und ihre Bedeutung in der energetischen Medizin. Erfahrungsheilkunde 35 (1986) 769 - 772.

[10] *So, James Tin Yao:* The Complete Course of Acupuncture. New England School of Acupuncture.

[11] *Kern Pharma:* The Meridiankomplexe Combinations as Chakra Therapy and Untargetted Detoxification with Catalysis, Kern Pharma, West Germany.

[12] *Motoyama, Hiroshi:* The Theories of the Chakras. Bridge to Higher Consciousness. A Quest Book. The Theosophical Publishing House. Wheaton, Ill. (U.S.A.). Madras (India), London (England) 1981.

[13] *Schimmel, Helmut:* First World Congress on the VEGAtest System. Course Notes. January 11-15, 1988. Curacao, Netherlands, Antilles.

[14] *Unschuld, Paul U.:* Nan-Ching. The Classic of Difficult Issues. University of California Press, Berkeley, Los Angeles, London 1986.

[15] *MacLaine, Shirley:* Going Within. A Guide for Inner Transformation, Bantam Books. New York, London, Toronto, Sydney, Auckland 1989.

[16] *Kern Pharma:* The Meridiankomplexe Combinations as Chakra Therapy and Untargetted Detoxification with Catalysis. Kern Pharma, West Germany.

[17] *So, James Tin Yao:* The Complete Course of Chinese Acupuncture, New England School of Acupuncture.

[18] *Kern Pharma:* The Meridiankomplexe Combinations as Chakra Therapy and Untargetted Detoxification and Catalysis. Kern Pharma, West Germany.

[19] *Motoyama, Hiroshi,* Theories of the Chakras Bridge to Higher Consciousness. (In Reference to Yoga Exercise that Balances the Second Chakra.) A Quest Book. The Theosophical Publishing House, Wheaton, Ill. (U.S.A.), Madras (India) London (England) 1981.

[20] *Kaptchuk, Ted:* The Web That Has No Weaver. Condon & Weed, New York, 1983.

[21] *Schimmel, Helmut:* The First World Congress on the VEGAtest System. Course Notes. January 11-15, 1988.

[22] *Kern Pharma:* The Meridiankomplexe Combinations as Chakra Therapy and Untargetted Detoxification with Catalysis. Kern Pharma, West Germany.

[23] *Motoyama, Hiroshi:* Theories of the Chakras. Bridge to Higher Consciousness. A Quest Book. The Theosophical Publishing House. Wheaton Ill. (USA), Madras (India), London (England) 1981.

[24] *Motoyama, Hiroshi:* Theories of the Chakras. Bridge to Higher Consciousness. A Quest Book. The Theosophical Publishing House. Wheaton Ill. (USA), Madras (India), London (England) 1981.

[25] *Schimmel, Helmut:* The First World Congress on the VEGAtest System. Course Notes. January 11-15, 1988.

[26] *Motoyama, Hiroshi:* Theories of the Chakras. Bridge to Higher Consciousness. A Quest Book. The Theosophical Publishing House. Wheaton Ill. (USA), Madras (India), London (England) 1981.

[27] *Kern Pharma:* The Meridiankomplexe Combinations as Chakra Therapy and Untargetted Detoxification with Catalysis. Kern Pharma, West Germany.

[28] *So, James Tin Yao:* The Complete Course of Chinese Acupuncture. New England School of Acupuncture.

[29] *Kern Pharma:* The Meridiankomplexe Combinations as Chakra Therapy and Untargetted Detoxification and Catalysis. Kern Pharma, West Germany.

[30] *Schimmel, Helmut:* The First World Congress on the VEGAtest System. Course Notes. January 11-15, 1988.

[31] *Schimmel, Helmut:* The First World Congress on the VEGAtest System. Course Notes. January 11-15, 1988.

[32] *Kern Pharma:* The Meridiankomplexe Combinations as Chakra Therapy and Untargetted Detoxification and Catalysis. Kern Pharma, West Germany.

[33] *So, James Tin Yao:* The Complete Course of Chinese Acupuncture. New England School of Acupuncture.

[34] *MacLaine, Shirley:* Going Within. A Guide for Inner Transformation. Bantam Books, New York, Toronto, London, Sidney, Auckland, 1989.

[35] *Motoyama, Hiroshi:* Theories of the Chakras. Bridge to Higher Consciousness. A Quest Book. The Theosophical Publishing House. Wheaton Ill. (USA), Madras (India), London (England) 1981.

[36] *Kern Pharma:* The Meridiankomplexe Combinations as Chakra Therapy and Untargetted Detoxification and Catalysis. Kern Pharma, West Germany.

[37] *So, James Tin Yao:* The Complete Course of Chinese Acupuncture. Published by the New England School of Acupuncture.

[38] *Kern Pharma:* The Meridiankomplexe Combinations as Chakra Therapy and Untargetted Detoxification and Catalysis. Kern Pharma, West Germany.

[39] *Motoyama, Hiroshi:* Theories of the Chakras. Bridge to Higher Consciousness. A Quest Book. The Theosophical Publishing House. Wheaton Ill. (USA), Madras (India), London (England) 1981.

[40] *MacLaine, Shirley:* Going Within. A Guide for Inner Transformation. Bantam Books, New York, Toronto, London, Sidney, Auckland, 1989.

[41] *Kern Pharma:* The Meridiankomplexe Combinations as Chakra Therapy and Untargetted Detoxification and Catalysis. Kern Pharma, West Germany.

[42] *So, James Tin Yao:* The Complete Course of Chinese Acupuncture. New England School of Acupuncture.

[43] *MacLaine, Shirley:* Going Within. A Guide for Inner Transformation. Bantam Books, New York, Toronto, London, Sidney, Auckland, 1989.

[44] *MacLaine, Shirley:* Going Within. A Guide for Inner Transformation. Bantam Books, New York, Toronto, London, Sidney, Auckland, 1989.

[45] *Motoyama, Hiroshi:* Theories of the Chakras. Bridge to Higher Consciousness. A Quest Book. The Theosophical Publishing House. Wheaton Ill. (USA), Madras (India), London (England) 1981.